# Mis 500 locos

letra**gráfica**

SANTO DOMINGO
2016

IMPRESO
se lee mejor

Serie Libros para todos

Antonio Zaglul, Mis 500 locos
CreateSpace ISBN 978-1545037751

Fotografía en las páginas 2-3:
Cárcel de Nigua, © La Opinión, núm. 174, 5 de junio de 1926

Fotografía en la página 168:
Antonio Zaglul, © Archivo de Josefina Záiter

© Portada de Orlando Inoa

Impreso por Serigraf, S. A. para Letragráfica
PRINTED IN DOMINICAN REPUBLIC

© Todos los derechos reservados. Queda hecho el depósito que previene la ley. Esta publicación no puede ser reproducida sin la autorización escrita de los titulares del copyright, bajo las sanciones establecidas en las leyes dominicanas. Este libro fue impreso en Santo Domingo en papel libre de ácidos provenientes de árboles ecológicamente amigables y su proceso de impresión cumple con las exigencias requeridas para garantizar su permanencia y durabilidad.

## letra**gráfica**

Calle Marginal Primera No. 12, Mirador Norte
(809) 482 4700 • librosletragrafica@mail.com
Santo Domingo, República Dominicana

## HOSPITAL PSIQUIÁTRICO DE NIGUA
### [ANTIGUA CÁRCEL DE NIGUA]

La cárcel y recinto militar de Nigua fue construida por el gobierno de intervención norteamericano de 1916-1924. Desde entonces este local fue símbolo de opresión y tortura. Los recuerdos de esta cárcel, para la época en que se instaló la dictadura de Trujillo, son oprobiosos. Fue allí donde estuvo detenido Juan Isidro Jimenes Grullón, cuyas vivencias relata en el libro *Una gestapo en América*.

Avanzada la Era de Trujillo, en el año 1940, el recinto militar de Nigua fue convertido en hospital psiquiátrico. Es en esa instalación donde se desarrollan los acontecimientos que están relatados en este libro, que con buen juicio Antonio Zaglul llamó *Mis 500 locos*.

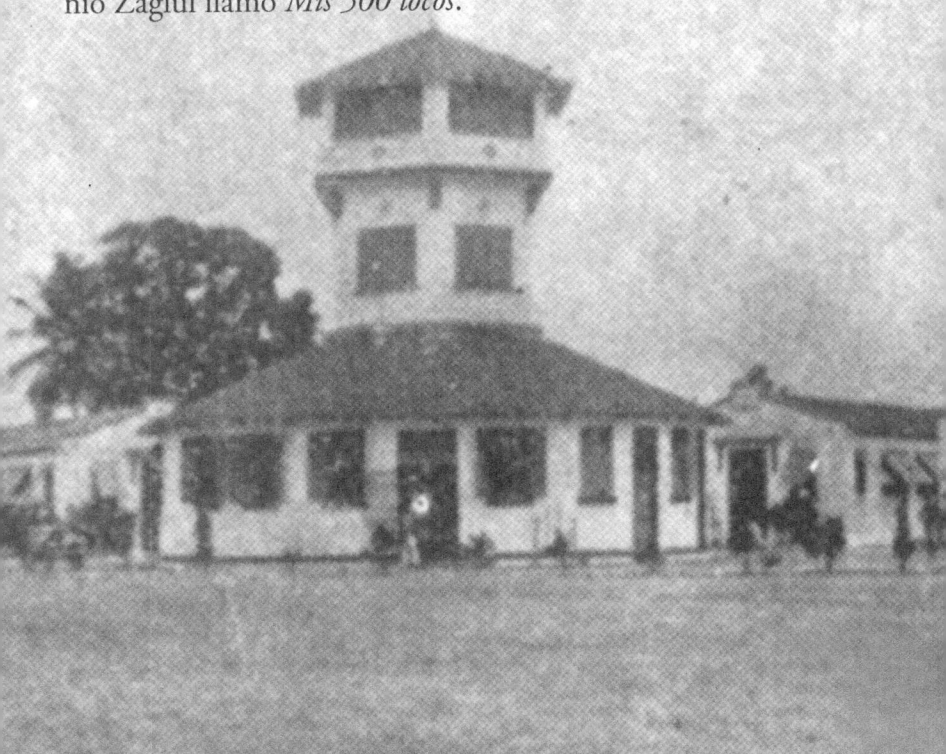

*A Josefina, mi mujer.
A mis hijos: Clara Melanie,
Antonio José y Miguel Enrique.*

# Motivación

*La causa de muchos fracasos en el tratamiento de los enfermos mentales, reside en que el Médico pretende tratar unos enfermos que en el fondo de su alma desdeña, y es que hay muchos que creen que el desdén hacia la humanidad y el ser Médico son cosas que pueden compaginarse. Con tal actitud, se puede, sin duda, desarticular un hombro o extirpar un apéndice; lo que no se puede es ser Médico. A mi entender, no habría nunca demasiados «Médicos» si a todo estudiante de Medicina se le examinase, lo primero de todo, el corazón. Y es que no se puede ayudar al enfermo si no se cree en el hombre.*

Oscar Bumke, *El psicoanálisis y sus satélites*

Lo presento así, en vez de prólogo, porque no quiero que nadie, absolutamente nadie que lea este mensaje, se quede afuera, ni siquiera en el preámbulo.

Un Psiquiatra español, el recordado maestro Don Antonio Vallejo Nájera, publicó en el 1946 un libro intitulado *Locos egregios*. El prólogo era del escritor peruano Felipe Sassone, quien lo retituló *Me quedo afuera*, haciendo una negativa, aunque en forma amistosa, de entrar en ese manicomio, aún cuando este fuese de pacientes ilustres.

Por mi parte, pude haber encontrado un prologuista, pero pensé que este adoptaría la postura de Sassone: se quedaría afuera, y esa, precisamente, no es la finalidad de este libro.

Aspiro, no solo a su simple lectura, sino también a la meditación serena acerca del problema de las enfermedades mentales, que en nuestro país adquiere grandes proporciones. Por eso he tratado de hacerlo comprensible.

Puede que a algunos les agrade; a otros no. Tal vez a alguien le produzca vergüenza ver el atraso de la Psiquiatría y de la Higiene Mental en la República Dominicana. Pero la sinceridad, la veracidad del mensaje, no podrán negarlo.

Ya han pasado cinco años desde que fui despedido de la dirección del manicomio. Ya la noche negra de la dictadura ha caído, y está afluyendo a nuestro país sangre nueva de Psiquiatras. Estamos organizando la Sociedad de Psiquiatría, el Patronato de Higiene Mental, y aspiramos a organizar una escuela de Psiquiatras, Psicólogos, Trabajadores sociales para enfermos mentales, a fin de dar el máximo de ayuda al olvidado loco.

Este libro quiere despertar la caridad hacia el enfermo. No una caridad para pordiosero; no la caridad como sublimación de sentimientos de culpabilidad, sino la comprensión hacia la ilógica del enfermo, a lo psicológicamente incomprensible del delirante, que es lo que necesita.

Creo que a nadie le produzca miedo entrar conmigo en mi viejo y abandonado manicomio. Nadie les tirará piedras, nadie les hará daño.

Comprender al enfermo mental y ayudarlo, es todo lo que pido.

Esa es la razón fundamental de esta obra.

## La llegada

Era una mañana soleada y bochornosa del mes de agosto del año 1950 y tantos. Me dirigía en carro hacia un lugar distante, localizado a treinta kilómetros de Santo Domingo, la capital Primada de América. Iba acompañado de algunos amigos Médicos y de un superior jerárquico de la Secretaría de Estado de Salud Pública.

Me encaminaba hacia el manicomio Padre Billini, donde desempeñaría el cargo de Director de dicho centro médico.

El establecimiento estaba ubicado en lo que fue una cárcel construida en la época ya pasada y nunca olvidada de la ocupación norteamericana de nuestro país, allá por el año 1916.

Hacía pocos días que había fallecido el antiguo Director, y yo llegaba a reemplazarlo.

La entrada del centro, deprimente, tenía una casita de madera medio derruida; iniciaba un redondel una cerca de alambres de púas de casi una docena de cuerdas, que abarcaba alrededor de un ciento de tareas de terreno.

Un negro gigantesco y de rostro desagradable nos abrió un remedo de puerta, y un estrecho camino de tierra calichosa nos condujo hacia un pabellón central de madera, de aspecto tan ruinoso como la garita de entrada. Allí estaban las oficinas del establecimiento: Dirección, Administración, Despensa, etc.

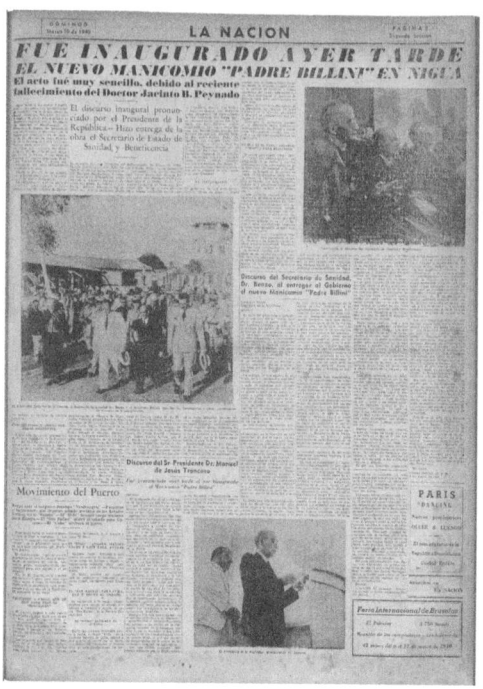

Periódico *La Nación*
Domingo 10 de marzo de 1940, p. 9

Todo el mobiliario lucía polvoriento y en desastroso estado. En una pared carcomida se destacaba un mugriento reloj de péndulo que marcaba las doce del día. Después me enteré de que tenía más de cincuenta años sin funcionar, señalando esa misma hora. Se había perdido la noción del tiempo.

Luego de la breve ceremonia de toma de posesión del cargo, me fue presentado el personal. El último en llegar era un hombrecito regordete y de voz atiplada que fungía de mayordomo. Los huéspedes del hospital lo llamaban El Menordomo, por su escasa anatomía.

Parsimoniosamente tosió. Luego me dijo:

—Señor Director, aquí está el censo de la mañana de hoy: Reporta 500 locos.

# Recordando al Padre Billini

Este inolvidable sacerdote y gran filántropo dominicano, de quien el hospital toma su nombre, inició a mediados del 1800 lo que cuatrocientos años atrás había hecho en España el Padre Juan Gilberto Jofré, otro compañero religioso. Decidido a ayudar a los enfermos mentales, el Padre Billini había habilitado un anexo de una iglesia de la época de la Colonia, que estaba en ruinas, para darle hospedaje a los insanos de la capital dominicana.

En sus comienzos, la institución tenía por norma que los familiares de los enfermos suministraran los alimentos. Más tarde, con limosnas, rifas y la organización de la Lotería se pudo mejorar en algo el precario capítulo económico de la institución, que conjuntamente con la Beneficencia, como Hospital General, y el Lazareto, también había fundado este heroico sacerdote. Los servicios médicos eran ofrecidos gratuitamente por los galenos, y damas de nuestra sociedad colaboraban en pro del mejor funcionamiento de ese incipiente centro.

Después del auge de la Lotería Nacional, mejoraron mucho más las indicadas instituciones, especialmente la Beneficencia. Los billetes de ese tiempo se dividían en cuatro, y actualmente, aunque se clasifican en décimos y vigésimos, las gentes suelen pedir un cuartico, como recuerdo de esa época.

Durante más de medio siglo siguió funcionando el manicomio al lado de las ruinas de la iglesia de San Francisco.

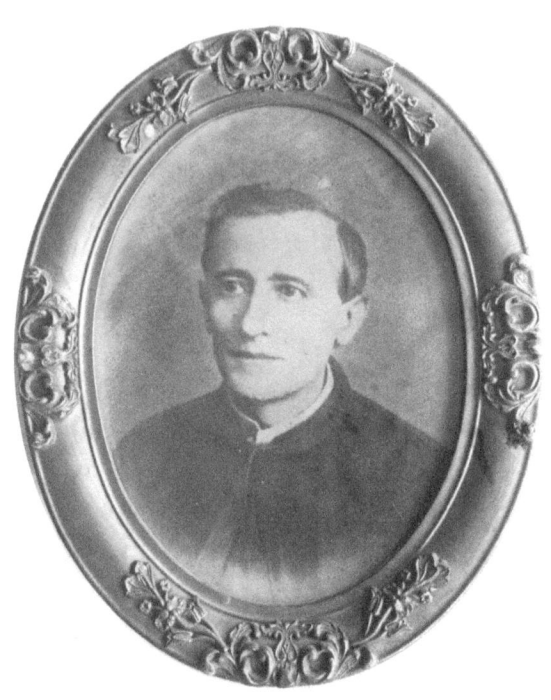

Francisco Xavier Billini

A una década de la dictadura, y para borrar los horrores de la famosa cárcel de Nigua, Trujillo la clausuró y trasladó allí el manicomio. Esto coincidió con la emigración de refugiados españoles de la Guerra Civil, en 1939. Y algunos de los pocos Psiquiatras que arribaron, trabajaron en esta institución y cambiaron ligeramente el panorama sombrío de enfermos hacinados carentes de tratamiento científico.

El edificio donde se ubicaban las oficinas era de construcción circular y de gran altura. En el último piso estaba el recinto donde se ejercía la vigilancia de los reclusos en la antigua cárcel, y se había convertido en dormitorio de los practicantes, quienes eran estudiantes de medicina. Desde allí se divisan los cinco pabellones, también construidos en círculo. Un primer gran pabellón hacia el norte, no sé si pudo haber sido cárcel de mujeres, actualmente era pabellón para las locas; hacia el sur, cercano al mar Caribe y colindando con el Lazareto, se destacaban los otros cuatro pabellones. Uno era de mujeres, para las enfermas agitadas que no podían estar en el que llamábamos el Número Uno, y que los españoles que allí habían trabajado denominaban *Dachau de Mujeres*, recordando el famoso campo de concentración de la época hitleriana.

El siguiente era un pabellón dividido en celdas, donde se hospedaban los pacientes peligrosos de ambos sexos. Más allá estaba el pabellón número tres, el *Dachau de Hombres*: un pabellón de pacientes en mejoría. Y, por último, uno de madera, que el gobierno de la dictadura llamaba clínica, donde se cobraban honorarios o se internaba a los bien recomendados. La única diferencia entre este pabellón y los restantes, era por la comida especial que se preparaba en la cocina de los empleados y Médicos.

Este era, pues, el escenario. En él se agitaba un universo: el mundo de mis locos.

# Trementina, clerén y bongó

Este es el título de una novela de Julio González Herrera (Ciudad Trujillo, Editorial Pol Hermanos, 1943), un famoso periodista alcohólico de nuestro país, publicada después de haber estado en el manicomio. Fue un gran éxito de librería, tan enorme que nunca pude conseguir, ni siquiera prestado, un ejemplar. No se hizo una segunda edición, por el estado mental del paciente, aunque publicó otro sobre el tema de sus memorias frenocomiales, intitulado *Cosas de locos* (Ciudad Trujillo, Editora del Caribe, 1959).

Los tres vocablos del título son una mezcla de alegría y tristeza. *Bongó* es símbolo de nuestro trópico y de nuestra raza negra. *Clerén* es la patente haitiana de la destilación de la caña de azúcar, y bebida favorita del autor, causa y efecto de sus frecuentes entradas y altas en el manicomio, y *trementina*, es también un producto de la destilación de los derivados del pino. Para los Psiquiatras es un método de tratamiento más o menos aceptado. Pero para mis quinientos locos, era castigo y dolor, porque unos pocos centímetros cúbicos en ambos muslos, forman un absceso. En los maníacos exaltados, durante largos años era su único medicamento, y en alguna que otra enfermedad mental en que el paciente ofreciera peligrosidad, también era usada. A mi llegada al manicomio, era el *pan nuestro de cada día*, como decía un enfermo. También la denominaban *Los mellizos*, y aún así se sigue denominando. Manicomio y trementina se hicieron sinónimos.

La trementina era un síntoma de crueldad, una falsa demostración de autoridad para esconder la ignorancia de quienes dirigían el establecimiento y de sus subalternos.

Nuestro manicomio estaba a años luz de la realidad psiquiátrica de a mediados de este siglo. Yo tenía poco tiempo de haber regresado de Europa, donde había estudiado mi especialidad. Había recorrido la mayoría de los países del Viejo Continente, y mis primeras visitas a las grandes ciudades fueron a los importantes centros psiquiátricos.

Con mi español y un maltratando inglés de las Islas de Barlovento (*cocolos*), aprendido en mi ciudad natal, procuraba entender a los colegas franceses, alemanes, italianos e ingleses.

Los sanatorios frenocomiales fueron mi objetivo en toda Europa. Quería conocer su mecanismo administrativo, los nuevos métodos y todos los avances de la Psiquiatría que en ellos se aplicaban, siempre con la esperanza de que algún día pudiera ponerlos en práctica en mi país.

Ahora me llegaba la oportunidad que siempre había soñado, pero sentía miedo. Solo un Psiquiatra tenía a mi lado: el Subdirector, que era español, persona honesta, capaz. Pero, por su condición de extranjero, se sentía sin poder para sugerir cambios radicales. Un Médico clínico, incansable trabajador y con gran deseo de aprender Psiquiatría y poder ayudar en esta empresa. Además, había tres estudiantes de medicina y tres enfermeras, no graduadas, pero con gran práctica psiquiátrica, en la medida de lo que en aquella época significaba esa expresión.

También formaba parte del personal un equipo reducido de enfermeros que en su mayoría eran analfabetos, desconocedores de lo más elemental en Psiquiatría, quienes solo entendían la fuerza bruta. Nada sabían de los cinco siglos de lucha en que una clase se empeñaba en hacer comprender la razón de la sinrazón. El Padre Jofré, en Valencia, los Psiquiatras ingleses del Bethlem Royal Hospital, Philippe Pinel, con su sistema de liberar a los locos encadenados, y todo ese gran esfuerzo científico eran totalmente extraños para esa veintena de hombres, no malos como personas, sino algo peor en este caso: ignorantes.

Desde los primeros momentos de mi llegada, comprendí que mi gran problema no iban a ser mis quinientos locos sino mis veinte *loqueros*.

Lo primero que había de realizarse era afrontar esa situación e inmediatamente me ocupé en sostener cambios de impresiones con el personal, muy especialmente con los Médicos. Pasaba la mayor parte del tiempo en la oficina, sosteniendo entrevistas con ellos y con el personal administrativo. De vez en cuando giraba una breve visita por los pabellones, regresando lo más pronto posible a la oficina, donde me esperaban los trámites burocráticos que había de despachar.

Ya mis loqueros comenzaban a recelar del nuevo Director, y se comentaba que era *turco*, y en voz baja lo decían. *Turco* es un término despectivo que se usa en la República Dominicana para los libaneses y sus descendientes. Yo soy descendiente de libaneses. Además, agregaban otra palabra grosera y desagradable, sinónimo de cobarde.

Tenía que enfrentarme con la problemática situación, que más bien parecía arrancada del oeste norteamericano, y no de un centro psiquiátrico. Tenía por todos los medios que ganármelos, inspirándoles confianza, y al efecto no era mi obligación inculcarles mis conocimientos sino demostrarles que no les temía a los enfermos mentales.

En el Pabellón de Celdas, al extremo final hacia la izquierda, no lo olvido nunca, había un enfermo: ALC, oriundo de Sabaneta, a quien tanto enfermos como enfermeros temían; y tenían sus razones, porque en el sanatorio había asesinado a dos personas y descalabrado a una docena.

Se relataba que antes de ingresar había hecho un cementerio particular, término usado en nuestro país para señalar a los asesinos. Su diagnóstico: Esquizofrenia Paranoide.

A la semana siguiente al día de mi nombramiento, solicité al mayordomo que ALC fuera llevado a la oficina para una entrevista psiquiátrica.

La orden causó revuelo entre el personal del hospital. Se trató de persuadirme, pero insistí en que ALC fuera conducido a mi oficina.

El mayordomo ordenó un despliegue del exiguo personal, y se habilitó la única camisa de fuerza que había en el establecimiento. Al cabo de media hora apareció frente a mí el temido ALC, flanqueado por la totalidad del personal.

Era un hombre de casi dos metros de altura, barbilampiño, de voz ronca y continente exuberante. Tenía el pelo sin recortar desde hacía algunos años, el cual le rozaba los hombros. Llevaba cerca de seis años sin salir de la celda.

El asombro y la sorpresa fueron mayores, cuando ordené que se le quitara la camisa de fuerza y me dejaran solo con él.

Conversamos cerca de media hora de las injusticias que habían cometido contra su persona. Me refirió que su madre había sido asesinada en el sanatorio, y que él tuvo que comer su carne.

La entrevista fue feliz, al menos para mí. Terminé recortándole el pelo, pues se negó a que el barbero del establecimiento lo hiciera, y le prometí ayudarlo en todo.

Después de la entrevista lo acompañé hasta su celda, sin ninguna compañía, completamente solo, y nos despedimos amigablemente hasta el próximo día. Él me había confundido con un miembro de la Justicia, a quien él había presentado su querella.

Pero a los pocos días supo que yo era el nuevo Director, y entonces juró matarme por ser cómplice del crimen de su madre.

Empero, yo había ganado la primera batalla.

# Fiesta dominical

¿Qué puede ser más inhumano, que fomentar la locura de un hombre, para reírse de él y divertirse uno mismo de su desgracia?

Juan Luis Vives

Los domingos eran los días de visita al sanatorio, y se llenaba con los visitantes y familiares de los enfermos.

Mi primer domingo, aunque no tenía obligación de ir, llegué muy entrada la mañana y contemplé un espectáculo desolador. Cientos de personas, sin nexos de parentesco con los enfermos, tenían la costumbre de aprovechar su descanso dominical para disfrutar de las comicidades e insensateces de los enfermos. Burla cruel e inhumana. Y esta práctica no es única en nuestro medio, sino también en Europa y en América, porque siempre los locos son una atracción.

Cuando Jean-Martin Charcot, en el Hospital de la Pitié-Salpêtrière de París, hacía las curas maravillosas en las histéricas, ese centro médico se convirtió en rival de la Ópera de París. Bethlem era en Londres lugar de tanta atracción como el circo.

Es una cosa curiosa. Lo que nos hace diferenciarnos de los irracionales, es el juicio, y cuando este se pierde, entonces al resto de los mortales les produce hilaridad.

Mi cólera llegó al máximo cuando estuve en mi oficina, en cuyo frente y en medio de un círculo se hacía bailar a un enfermo al ritmo de palmas. Quise violentarme, pero me contuve cuando una enferma se me acercó y me dijo al oído:

—Ojalá la madre de esos que ahí gozan, enloqueciera, para que vean.

Decidí tomar medidas, y al siguiente domingo madrugué en el sanatorio. Estuve en la puerta toda la mañana, y únicamente di permiso de entrada a los familiares de los enfermos.

Ya no se veía el ambiente festivo del domingo anterior. Se sentía el cálido afecto de los padres visitando a sus hijos enfermos; del esposo ante su mujer, de los hijos con los padres. Grupos íntimos desenvolvían los paquetes con comidas, cigarrillos y ropas. Y el calor humano y familiar era un contraste con el deambular de los enfermos olvidados, quienes, alrededor de esos grupos, rumiando su falta de afecto, mendigaban un centavo o una colilla de cigarrillo.

Sin embargo, al pasar el tiempo conseguimos que cada persona con pariente enfermo adoptara a alguno que otro de los locos olvidados.

Ese domingo, en la hora meridiana, llegó a las puertas del sanatorio un grupo de borrachos e intentaban por todos los medios de entrar en el recinto, a lo que me opuse con violencia y tal vez hasta con agresividad. El resultado fue que nos condujeron a un cuartel policial de las cercanías y se me acusó de agredir a unos pacíficos ciudadanos.

El sargento de la policía aceptó la versión de los jóvenes, y yo no quise defenderme: esperaba hacer un escándalo. Eso me podía costar el empleo e incluso la cárcel en esa época. No había hecho nada en contra de la política del Benefactor, que era lo peligroso, y esperaba obtener ganancia para los enfermos mentales, e insistía en permanecer detenido. A ruegos de un suboficial y de algunos empleados del sanatorio, acepté marcharme.

Ya había caído la noche, y cabizbajo y deprimido, en vez de retornar a mi hogar volví al sanatorio. Cené junto a los enfermos, entre las bromas de ellos acerca de mi agresividad.

Una hermosa luna irradiaba sobre Nigua. Este era de los pocos regalos que poseían los locos. Asimismo, como luciérnagas, centenares de lucecitas iluminaban también las celdas. Eran los locos sin sueño que daban el último copazo a sus *pachuchés*, sus cigarrillos de fabricación casera.

Me prepararon un camastro en mi oficina y antes de acostarme sentí un gran deseo de darles una vuelta a mis locos. Era cerca de la medianoche.

En el primer pabellón, al sentir los pasos de gentes que llegaban y de portones que se abrían, los enfermos se despertaban e indagaban el porqué de aquel ruido.

Al enterarse de que era yo quien giraba una visita, una enferma exclamó:

—El nuevo Director está más loco que nosotros; dizque pasando visita a medianoche.

Medio avergonzado, pero muy feliz, interrumpí el recorrido y me marché a la cama.

Toda la noche soñé con los grandes maestros de la Psiquiatría, con Emil Kraepelin, Sigmund Freud, Adolf Meyer y Philippe Pinel, quienes hacían sus visitas en algún sanatorio del mundo, y se sentían satisfechos contemplando a todos los locos de la tierra sonreír con la misma sonrisa de los internos de Nigua.

# HISTORIA DE LOS MANICOMIOS

A través de la historia de la Medicina y de su prehistoria, no existían los sanatorios psiquiátricos, sino más bien centros de reclusión de los enfermos mentales, especialmente los agitados o furiosos, porque los mansos deambulaban a la buena de Dios y vivían de limosnas.

Para la época de las Cruzadas, en toda la ruta hacia Tierra Santa se organizaron centros hospitalarios, y en algunos sitios, centros de reclusión de enfermos mentales. La idea predominante en esa época era recluir al loco furioso para evitar el daño físico que pudiera producirle a los sanos.

Ya para el siglo XI existían, más que verdaderos manicomios, grandes centros de reclusión de enfermos mentales, tanto en Londres como en París o Valencia. Dada la idea de que las enfermedades mentales eran producidas por posesiones diabólicas, la mayoría de estos centros estaban a cargo de organizaciones religiosas, como la Orden de San Lázaro; después, la de los hermanos de San Juan de Dios, y muchas otras. Los Médicos de esa época ni siquiera soñaban que con los años el estudio de las enfermedades mentales sería una de sus especialidades. El mismo gran filósofo alemán Immanuel Kant insistía en sus cátedras en que los enfermos mentales deberían ser atendidos por los filósofos, quienes les enseñarían la verdad de la vida y el verdadero camino que debían seguir.

El Padre Jofré, de Valencia, España, cambia por completo el panorama. En el sanatorio de su ciudad natal hace su gran revolución nunca olvidada. Se interna al enfermo no para que no haga daño, sino, por el contrario, para que no se le haga daño a él. Con este precursor se hace más humanitario el tratamiento de los locos.

Casi al mismo tiempo, en Londres, en el manicomio Bethlem, y sin tener conocimiento de la labor del Padre Jofré en Valencia, adoptan nuevos métodos para el tratamiento de los enfermos mentales.

Sin embargo, van a pasar muchos años hasta la llegada al mundo de Pinel.

Pero hablemos de Gheel, porque no se puede escribir la historia de los manicomios sin mencionarlo.

Según los tratados y crónicas de la época, Santa Dympna, hija de un rey de Irlanda que había enloquecido y sentía un amor incestuoso por su propia hija, marchó a Bélgica con el fin de huir del padre y consagrar su vida a Dios. El padre la persigue y la encuentra en Gheel. Con sus propias manos la asesina.

En el sitio donde fue enterrada se construye una iglesia, y Dympna se convierte en la protectora de los enfermos mentales. Comienzan los milagros y Gheel se convierte en la ruta obligada de todos los enfermos mentales de Europa.

Se construyen sanatorios en los alrededores de la iglesia donde se guardan sus restos, pero el afluir de enfermos es mucho mayor que la capacidad de los nuevos edificios. Se llevan los alienados a las casas del poblado y se habitúan los habitantes de Gheel a cuidar de los insanos.

Después se dictaron pautas de una terapéutica de tipo religioso para los enfermos, y una vigilancia especial para evitar el escarnio que se pudiera cometer con ellos. Todavía tienen vigencia algunos de los principios recomendados para el tratamiento de los enfermos mentales.

En el siglo pasado, el gobierno belga reorganizó la Colonia Psiquiátrica de Gheel, y hasta nuestros días permanece como modelo de organización.

Pasan los años y el desdén hacia el loco hace que se olviden del Padre Jofré y de su bondad hacia el enfermo de la mente. Bethlem, durante más de un siglo, se compadece de los orates. Al que ingresa se le trata como a un verdadero enfermo, se utilizan los rudimentarios métodos terapéuticos de la época y a su reingreso en la sociedad se le entrega a cada enfermo una especie de cédula personal de identidad. Esta conlleva ciertos privilegios, ya que se les prestaba toda clase de ayuda, transporte gratuito y hospedaje, alimentos y protección. Era una gran época para los enfermos mentales, pero iba a durar poco tiempo. Ladrones y asesinos comenzaron a robarles las insignias a los Bedlamitas, nombre con el cual eran conocidos, y comenzaron a abusar de estos privilegios y a cometer fechorías.

El pequeño rasgo humanitario que le había dado el pueblo inglés al enfermo mental se pierde frente a la incomprensión. Vuelve a ser Bethlem un cruel centro de reclusión de locos, asesinos y ladrones. El Padre Jofré no es más que un triste recuerdo.

Llega la Revolución Francesa. En París, para esa época, existían dos manicomios: Hospital Bicêtre y Hospital de la Pitié-Salpêtrière. He aquí un relato de un autor francés de ese tiempo:

> El vicio, el crimen y las enfermedades más repulsivas y diversas, todo estaba confundido, como los propios servicios hospitalarios. Las construcciones no eran habitables; los hom-

bres se apeñuscaban allí cubiertos de suciedad, en celdas de piedra, estrechas y frías, húmedas, sin aire ni luz, teniendo como único mueble un lecho de paja que rara vez se cambiaba y que pronto se hacía infecto; locales espantosos donde sería poco escrupuloso colocar a los animales más viles. Los alienados que se abandonaban en estas cloacas quedaban a merced de los enfermeros, y muchas veces los enfermeros eran malhechores que se llevaban a las cárceles. Los desgraciados enfermos eran cargados de cadenas y agarrotados como forzados. Librados así y sin defensa ante la brutalidad de sus guardianes, eran objeto de los más crueles tratos, que les arrancaban día y noche gritos y quejidos que hacían más espantoso el ruido de sus cadenas.

Con ese escenario como fondo, aparece Pinel. Faltan pocos meses para terminar el 1794. Es el quinto año de la Revolución Francesa. Cuando es nombrado jefe del manicomio de Bicêtre, su primera orden es la siguiente: «Fuera grillos y cadenas, bondad hacia el enfermo mental; persuasión moral es más útil que las amenazas, y la fuerza y la personalidad del Médico deben ser el factor fundamental para triunfar con su autoridad sobre el mal».

El tratamiento de Pinel con los enfermos mentales se propaga con la misma rapidez que las ideas de la Revolución. Cunde en toda Europa el trato pineliano hacia el loco. William Yuke hace lo mismo en Norteamérica. Revive el espíritu del Padre Jofré.

Pasan los años, y ese permanente desprecio de la humanidad hacia el loco hace olvidar la lección del bondadoso y humanitario francés.

Esta vez el impacto lo provoca un enfermo mental.

Es a mediados del año 1900. Ingresa en un manicomio de Norteamérica, Clifford Beers. Permanece durante varios años internado. Cuando se le da su alta, se dedica a escribir sus memorias durante la reclusión. En 1908 publica un libro intitulado *Una mente que se encuentra a sí misma*. Un relato cruel y amargo de su vida de loco, del tratamiento inhumano que recibió. Las autoridades sanitarias despiertan a la realidad, se revisan los sanatorios, y muchos son clausurados. Beers no ceja en su empeño; su esposa lo ayuda, los familiares de los enfermos, también. Las ideas del Padre Jofré y de Pinel no pueden ni deben caer de nuevo en el olvido. Se organizan comités de Higiene Mental y son sus propósitos el proteger y mejorar la salud mental de todos y estudiar los trastornos y deficiencias mentales, especialmente sus causas, su tratamiento y profilaxis.

Como reguero de pólvora cunden en Norteamérica los comités de Higiene Mental. Al principio luchan sin ninguna ayuda para la conquista de sus metas, pero pronto reciben protección estatal, y las fundaciones millonarias también colaboran.

Los comités se salen del ámbito norteamericano. Europa también participa en la cruzada. Asia, Hispanoamérica, Australia, despiertan, también.

La idea original de estos comités se va ampliando más y más: Prevención de la delincuencia, educación para niños anormales, organización de enfermeras psiquiátricas, visitadoras sociales, información por medio de publicaciones, conferencias, etc.

Es penoso decirlo. Ha pasado más de medio siglo desde la fundación del primer comité de Higiene Mental, y en nuestro país es ahora cuando se hacen intentos para organizarlos.

## Los enfermeros

Yo estaba en un ambiente primitivo, y tenía que ponerme a tono con él. Nuestro país era gobernado con mano férrea, y ese estilo se transvasaba del ambiente al manicomio, especialmente a los que denominaban enfermeros psiquiátricos.

Una hipertrofia de poder, una macana en la cintura y un desprecio absoluto por el enfermo mental, esa era, en síntesis, la situación y había que superarla o irse a la buena de Dios.

Los reuní en varias ocasiones, les hablé, tratando de impresionarlos, pero los resultados fueron estériles. La clave me la dio Lépido, el Subadministrador. Me dijo:

—Doctor, atáqueles la cartera y usted verá cómo lo entienden.

Al otro día, casi en son de bando, se informó lo siguiente: «Todo enfermero que sea visto portando una macana, será multado con cinco pesos».

Causó efecto la orden. Todos, menos dos (los que cuidaban de los enfermos agitados), abandonaron las macanas. Ambos fueron a mi oficina a quejarse de esa disposición, pero les indiqué que podían llevar sus garrotes pero sin usarlos; que en caso de necesidad reclamaran los servicios de otros enfermeros. Esa fue la orden. Mis locos se sintieron felices cuando desaparecieron los garrotes. Ya no había enfermos heridos ni golpeados por los enfermeros, y en las pocas ocasiones que los hubo, fueron despedidos con cajas destempladas los culpables de esos hechos.

Comenzamos el doctor Enrique Álvarez Granada y yo a enseñar a los enfermeros a tratar a los pacientes, y los resultados fueron increíbles. Algunos de estos, llevando diez años trabajando en el sanatorio, no tenían la menor idea de estos asuntos. Decían: —Los locos no se curan; «La gota» se contagia por la espuma sanguinolenta.

El sueldo de los enfermeros era miserable y aunque traté por todos los medios de conseguir aumentos, todo fue imposible. Igualmente sucedió con los salarios de enfermeras y estudiantes.

Un día, un epiléptico fue a quejarse de que cuando hacía crisis convulsivas se golpeaba y nadie evitaba eso.

Cierta mañana los reuní y los interrogué acerca de la contagiosidad de La gota (epilepsia), y todos confesaron que le tenían un miedo atroz al contagio por la baba sanguinolenta. Quise explicarles el mecanismo de las convulsiones, pero después de ver sus expresiones en los rostros asombrados, decidí callarme. Había que buscar otro medio para hacerles comprender dicha enfermedad. Empero, fue el mismo enfermo quien me dio la idea: «¿Pero ustedes no ven que, dándoles electroshocks [de ahora en adelante le llamaremos E. S.] a los locos, es igual a mi ataque?».

Nos encargamos de darles explicaciones acerca del mecanismo de los E. S. y la similitud con los ataques de La gota, y al fin convencimos a la mayoría.

Huelga decir que tratamos de deshacernos de los *no convencidos.*

## Un extraño cargamento

Una mañana fui llamado con carácter de urgencia por el Departamento de Inmigración del aeropuerto de Santo Domingo. Me apersoné rápidamente, pues la distancia de mi hogar al viejo Aeropuerto era bastante corta.

Un avión de una compañía aérea norteamericana acababa de descender y solo esperaban mi llegada para abrir las puertas. Pensé que un pasajero había enloquecido y el piloto, por la radio, había pedido un Psiquiatra.

Mi sorpresa fue mayor cuando penetré en el avión. Alrededor de treinta pasajeros, todos con camisas de fuerzas y semi-amarrados, estaban aferrados a sus asientos.

En un averiado español, el capitán de la nave me informó que para esta ciudad había tres pasajeros. Un joven que frisaba en los diecisiete años, con una sonrisa inmotivada, fue el primero en bajar; una cibaeña, totalmente desorientada, me preguntaba si estaba en Mao o en Nueva York, y, por último, descendió, escoltado por dos grandes enfermeros psiquiátricos norteamericanos, un negro gigante con hocico catatónico. Los dos americanos, a su lado, parecían enanos. Se llamaba Bienvenido, aunque no era del todo agradable su recibimiento. Más tarde le dedicaremos un capítulo.

Después de los trámites legales, los tres enfermos me fueron entregados formalmente, como si fuesen bultos postales.

Marché directamente al sanatorio con mis tres pacientes: la cibaeña logorreica y desorientada, el joven sonreído, y Bienvenido, con el ceño fruncido y su hocico catatónico. Todos me miraban con ojos de recelo.

Mientras el avión emprendía vuelo a Sudamérica, llevaba un extraño cargamento: locos latinoamericanos que habían sido deportados del territorio de Estados Unidos de Norteamérica.

# Los mellizos se encuentran

A la mañana siguiente me dediqué a leer las historias clínicas de los recién llegados, y a tratar de hacer contacto con los familiares, para avisarles de su llegada.

Los diagnósticos eran: a la cibaeña, Esquizofrenia paranoide; el joven de la sonrisa inmotivada, Hebefremia; y Bienvenido, Esquizofrenia catatónica.

Pudimos localizar a los familiares de los dos primeros, pues tenían informes de su llegada. Ambos fueron dados de alta del sanatorio a solicitud de sus allegados. Más tarde reingresaron. El problema era Bienvenido. Nadie tenía la menor idea de quiénes podían ser sus parientes. Además, estaba en una fase de su enfermedad en que no se podían obtener datos, y lo peor, que más tarde descubrimos, era que había olvidado el español.

En lo que diligenciábamos el contacto con la familia, estudié su historial de enfermo. Hacía seis años que había hecho el primer brote de locura y fue internado en un hospital de Detroit; luego fue dado de alta, al parecer bien; más tarde se reintegró al trabajo y volvió al sanatorio a los dos años, esta vez en Nueva York. No mejoró y fue enviado a un hospital de enfermos crónicos, donde pasó todo el tiempo hasta cuando lo deportaron a nuestro país.

Al no conocer el estado de agresividad del enfermo, por costumbre se le quita la camisa de fuerza y es llevado a una celda. Lo único interesante de este caso en esos días es su enorme, su grosera gula. Los pacientes que peleaban por su poca ración, le llevaban parte de la suya para verlo comer.

A todos los que pasaban por el pasillo del pabellón de aislamiento, Bienvenido les extendía su brazo y manos enormes, pidiendo en silencio.

Entre todos los pacientes que iban a socorrer la eterna hambre de Bienvenido, había una esquizofrénica, de nombre Providencia, que trabajaba en la cocina de Pinche. Esta lo hacía más frecuentemente, con parte de su comida, y algunas veces con toda la ración.

El encargado de dicho pabellón me llevó la queja una mañana:

—Doctor —me dijo—. Providencia está enamorada del *negro americano* (como le llamaban los otros pacientes).

A Bienvenido se le inició un tratamiento de electroshocks, y después del cuarto se hizo más accesible. En su mal español me confesó que había nacido en La Romana y que se había hecho marino mercante. Después de viajar durante un tiempo, se aburrió del mar y decidió quedarse en los Estados Unidos. Entró en el territorio con nombre supuesto, y alegando nacionalidad puertorriqueña trabajó en los muelles; después no recuerda más que Bellevue, Rockland, nombres de los sanatorios psiquiátricos donde permaneció en sus épocas de crisis sicóticas.

En esa época yo trataba de evitar por todos los medios las relaciones sexuales entre los enfermos, y estaba rigurosamente prohibido atravesar las zonas que separaban a ambos sexos, las cuales estaban muy vigiladas. Solo podían cruzarlas algunos enfermos viejos y deteriorados que no se tomaban en consideración. Asimismo, únicamente los enfermos que durante largo tiempo de internamiento en el sanatorio habían dado muestras de una gran moral sexual, tenían derecho a cruzar los límites que separaban a los hombres de las mujeres.

Providencia era una de esas pacientes. Sus visitas a Bienvenido se prolongaban más de lo corriente, y los regalos y comidas se hacían más abundantes. El reporte de Manuel, el enfermero encargado de ese pabellón, insistía en que no se dejara pasar a esa enferma, aunque él conocía sus cualidades y nunca se había puesto en tela de juicio su integridad. Era una atracción increíble, pues Providencia jamás había hecho amistades en el sanatorio. Hacía su trabajo asignado en la cocina, sin dirigirle la palabra a nadie. Quien convive con enfermos esquizofrénicos durante largo tiempo, conoce muy bien esas situaciones.

Ordené a Manuel una mayor vigilancia de estas visitas, pero no las prohibí.

Al cabo de dos semanas, el empleado me confesó que cuando llegaba Providencia donde Bienvenido, solo le entregaba la comida y los regalos, y luego ambos se contemplaban durante largo rato. En ningún momento se dirigían la palabra.

Uno de los domingos siguientes, que yo dedicaba a conversar con los familiares de los pacientes, me entretuve un rato con los de Providencia. Eran dos hermanos. Desde hacía algunos días la encontraban más delgada, siendo ella una paciente de buen apetito, y todas las semanas le llevaban gran cantidad de comestibles. Les conté de su amistad con un paciente, a quien ella le llevaba la comida. Esto acicateó la curiosidad de ellos, pues conocían bien el carácter retraído y poco sociable de ella, y este había empeorado con la enfermedad.

Los acompañé a la celda donde estaba el negro americano, amigo de Providencia. Es inenarrable ese momento. Cuando ellos lo vieron, exclamaron:

—Si es nuestro hermano; es el mellizo de Providencia. Hacía más de diez años que no sabíamos de él.

Intentaron saludarlo, pero Bienvenido, con su hocico catatónico y los brazos extendidos, pedía más comida. Preferí marcharme del lugar y fui a mi despacho. Como era de descanso y no estaba presente el personal de la oficina, me puse a hurgar en los archivos buscando la historia clínica de Providencia.

Al fin la encontré y la comparé con la de Bienvenido. Un hilo misterioso unía a estos dos seres. A cientos de kilómetros de distancia y con una diferencia de pocos meses, Bienvenido había ingresado en un manicomio de Detroit, y Providencia, su hermana gemela, en el de Nigua.

## El padre Wheaton

Era la época del Benefactor de la Patria cuando dirigíamos el manicomio. Este vocablo se hacía desagradable a los dominicanos. Nuestro país se hundía en el más profundo abismo de la esclavitud. Trujillo, en su egolatría, despreciaba a su pueblo y lo obligaba más y más a humillarse ante él. De todas las personas a las que despreciaba más profundamente, eran a los locos, a quienes no podía ni ver.

Colindando con nuestro manicomio estaba una de sus más hermosas fincas: Las Marías. En ese sector la cerca de alambre de púas era de veinticinco cuerdas. Con todo y esto, los pacientes la utilizaban como escalera y entraban a robar frutas o a bañarse en la desembocadura del río que le da nombre a la región.

Quiero usar esta vez el vocablo *Benefactor* en su acepción exacta. Nosotros teníamos uno verdadero: el Padre Wheaton. Era un flaco y larguirucho norteamericano, pastor anglicano. Ya hace algún tiempo que marchó del país. Sé que cuando lea este libro, se enojará conmigo, pues no le agrada la publicidad.

El reverendo se presentó un día en el sanatorio, y en pocas palabras me dijo:

—Doctor, yo no tengo dinero, pero tengo amigos y feligreses que tienen. Cualquier cosa que le haga falta, pídamela y trataré de conseguírsela.

Era algo raro, pues yo llevaba largo tiempo en la Dirección y nadie, absolutamente nadie, se interesaba por la vida de nuestros enfermos. Eso sí, en las reuniones sociales se me invitaba a hacerles cuentos de locos a los allí reunidos. Me esmeraba en relatar los chistes más crueles de los enfermos, pero todos estaban enquistados en su indiferencia hacia el insano, y los que tenían familiares afectados eludían el círculo en que se hablaba de ellos.

Este era el caso de mi pintor y de mi chofer. Durante largo tiempo de trabajar conmigo, jamás me dijeron que sus parientes estaban internos en el sanatorio, sino que fueron estos quienes me lo hicieron saber. Cuando ellos murieron, los hijos me confesaron la verdad: se sentían avergonzados de tener a sus padres en el sanatorio. Empero, ambos enfermos eran modelo de conducta, muy diferentes a las de mis empleados, a quienes en muchas ocasiones no despedí de sus cargos por sus propios padres.

El Reverendo Wheaton parecía tener un sombrero de prestidigitador. Yo le decía:

—Reverendo, no hay ropa para vestir a los enfermos.

Y al otro día aparecía la ropa.

—Padre, aumentaron los enfermos y escasea la comida —le repetía. Al día siguiente surgía una camioneta de un colmado, cargada de comestibles.

—No tenemos radio —le dije un día.

Y llegó la radio. Y, en fin, cuando tardábamos un mes sin llamarlo, iba al sanatorio para preguntar qué nos hacía falta.

Cuando se marchó de nuestra tierra, quise hacer pública su meritoria labor y había escrito unas cuartillas para un periódico. Se las mostré a un enfermo, y este me dijo que no las publicara, pues al Padre no le agradarían mis elogios.

Entonces comprendí su razonamiento, pero ahora, cuando narro las memorias de mi época de Director, no puedo evitar el citarlo.

Solo puedo decir, que si algún día lee este libro, me perdone. Y, gracias, Padre Wheaton, muchas gracias por todo lo bueno que usted hizo por mis locos.

# El día que los locos callaron

Un día, al llegar al sanatorio, encontré al Padre Wheaton esperándome desde hacía largo rato. Pensé que sería para indagar qué nos hacía falta, pero era por otra cosa. Una masa coral de una Universidad norteamericana, vendría al país a dar conciertos. El Padre era el encargado de hacer el itinerario, y había incluido el manicomio. Traté de persuadirlo, le expliqué que tal vez a los enfermos no les gustaría la música sacra, ya que eran pacientes en su mayoría de origen campesino y clase por debajo de la media, sin preparación cultural, que ni siquiera aceptarían la música popular norteamericana. En fin, luché durante media hora por convencerlo, con el propósito de no ofrecer el concierto, pero no pude disuadirlo. El concierto se daría en el manicomio, bajo protesta de la Dirección, pero se daría.

Me pasé varias noches sin dormir, esperando el dichoso día. ¿Cómo reaccionarían los locos con esa música? Pensé encerrar a los revoltosos, a los logorreicos, a los autistas. Cuando terminé la selección, solo quedaban menos de veinte, y el personal. Con un coraje contagiado del Padre Wheaton, le informé al mayordomo que todos los enfermos asistirían al acto del día siguiente. Este me miró con cara de sorpresa, y antes de que comenzara a protestar, le reafirmé:

—Y también saca a ALC.

Esa mañana llegué muy temprano al establecimiento. A algunos enfermos que tenían ropas, se les entregó para que la usaran en lugar del *mono* que era el uniforme. Pacientes a quienes desde hacía varios años había visto con traje manicomial, se veían ridículos con su ropa de calle, y ellos también se sentían mortificados, y me lo manifestaron. Dirigí, como si fuera un General, una batalla. El personal se entremezcló con los enfermos; grupos sentados en el suelo, otros en bancos y un tercer grupo de pies. ALC también estaba allí, con cara sorprendida, y con su camisa de fuerza, sentado en una silla especial. Bienvenido, la maestra, la maeña, todos estaban esperando el momento especial. La orden era terminante: el primero que tratase de interrumpir, sería expulsado inmediatamente.

Ya comenzaban a sudarme las manos y a sentir ansiedad, cuando llegaron los músicos con el Padre Wheaton a la cabeza.

Comenzó el concierto. Durante dos horas que parecieron minutos, voces armoniosas y bien acopladas hicieron callar a mis quinientos locos. Fue un espectáculo impresionante. Un silencio sepulcral reinaba en el ambiente, y los enfermos parecían animados por una misma corriente de elevación espiritual.

Durante mucho tiempo después, mis locos me preguntaban:

—Doctor, ¿cuándo volverán los rubitos que cantan?

# La Psiquiatría evoluciona

El hombre padece enfermedades mentales. Los animales irracionales, no, porque no se pierde algo que no se tiene. Ningún animal irracional tiene mente. Esta es inherente a ese ser superior que es el hombre. Lo único parecido a la enfermedad mental del hombre, es una crisis de terror que aparece en el perro; la llamada enfermedad del miedo, el *Fright disease, Maladie de la peur.* Fuera de esto, nada. La enfermedad de la mente es exclusivamente del hombre.

Pero hagamos un recuento. La historia de las enfermedades corporales, de la medicina física, se perdió durante centurias con las ideas diabólicas. Se desandó el camino, se alejó de la realidad durante siglos y luego se volvió a él. Las enfermedades mentales siguieron durante largo tiempo un sendero equivocado, cuando se hacía medicina somática, lógica y real. Pero seguía dando tumbos lo que más tarde sería la Psiquiatría.

Loco es posesión diabólica. Convulsión es posesión diabólica, un diablo diferente, pero diablo, al fin. El tratamiento era la reclusión, y nada más.

Pasan los siglos. Aparecen Médicos que intentan tratar a los enfermos mentales y a los nerviosos. Los llaman charlatanes, y uno de ellos es uno ilustre: se llama Franz Anton Mesmer, quien trabajó con imanes y dio pases magnéticos.

Pero lo que en realidad hacía era hipnotizar. Era una personalidad poderosa con una gran fuerza de sugestionabilidad. Todavía su fama perdura, y muchas personas en nuestro país usan actualmente la pulsera imantada para muchas enfermedades físicas y mentales. En su muñeca izquierda llevan su reloj de pulsera, y en la derecha su pulsera mesmeriana. Me enteré de esto por un relojero, paciente mío. Estaba haciendo una fortuna con la moda de las pulseras imantadas. Entonces los relojes comenzaron a fallar y los dueños no sabían cuál era la razón. Era el imán en la otra muñeca, la causa que los hacía caminar mal. No había alternativa: o quitarse el imán o comprar un reloj antimagnético. Se decidieron por lo último. Sin embargo, decían: «La pulsera me curó un asma, me mejoró los nervios, me evitó una operación». Era Mesmer redivivo, con su idea del magnetismo.

La ciencia niega el mesmerismo y el hipnotismo vuelve a caer en manos de vivos y charlatanes. Es espectáculo de teatro; no de consultorio médico.

Llega el siglo XIX. Los Médicos de manicomios no se conforman con contemplar al loco, sino que lo estudian, los separan en grupos de iguales síntomas. Los franceses, con su gran tradición de clínica somática, hacen numerosos descubrimientos en la clínica psiquiátrica. Es necesario ordenar esa cantidad de datos clínicos. Emil Kraepelin, alemán de nacimiento y alemán en organización mental, divide las enfermedades de la mente al igual que se dividen las enfermedades del cuerpo. Es un trabajo gigantesco y maravilloso. Recopila todos los datos obtenidos por los europeos, no importa la nación, ni tampoco importa que procedan de sus enemigos naturales, los franceses, ni de suizos, ingleses, holandeses o austríacos.

Se sistematiza el estudio de la Psiquiatría. Esta sistematización tiene sus fallas, pero se logra una mayor comprensión del enfermo. La Psiquiatría se hace más asequible al estudio.

Junto con el progreso aparecen las ideas diferentes y con cada idea, una escuela psiquiátrica. Discuten unas contra otras, y de estos debates se logran más conocimientos. Freud aparece con una psicología totalmente diferente de las ya existentes, una psicología profunda: el psicoanálisis. Algunos de sus discípulos disienten y se forman otras escuelas. Aparecen los nombres de Adler, Jung. Asimismo, Broca, Wernicke, Kleist, tienen la tendencia de localizaciones cerebrales. Florecen las variantes y aumentan las escuelas, y junto con estas los conocimientos psiquiátricos. Bleuler en Suiza, Meyer en Estados Unidos. Los manicomios dejan de ser centros estáticos, y adquieren dinamismo. Se diagnostican los enfermos y juntos con los diagnósticos, comienza un rudimento de terapéutica. Se trabaja más en el estudio de la psicología anormal de los pacientes, que en remedios para la misma enfermedad.

Vuelve el hipnotismo a ponerse en boga, pero en plan científico, esta vez en un pequeño pueblo de Francia: Nancy. Ahí trabajan Liebault y Bernheim. En París, el gran maestro de la Neurología, Charcot, cura las histéricas con hipnosis. Los Psiquiatras alemanes y austríacos van a Francia. Uno de ellos, Sigmund Freud, estudia con Charcot y también en Nancy.

Los tratamientos básicos de la época se reducen a fenómenos sugestivos. Dubois crea la persuasión psicológica con más o menos éxito. La escuela de Viena, con Freud a la cabeza, estudia el contenido de las ideas delirantes de los enfermos, y el Psicoanálisis entra en la terapéutica de los enfermos mentales.

Kraepelin vuelve a la carga, esta vez en el estudio de las causas de las enfermedades de la mente. He aquí su opinión:

> No existe enfermedad mental. Existe únicamente enfermedad. Algunas enfermedades manifiestan síntomas dominantes en la esfera psicológica, y a estas llamamos enfermedades mentales, pero en el fondo son también enfermedades orgánicas o fisiológicas.

La Psiquiatría se va a dividir hasta hoy en dos grandes escuelas: la *psicológica* y la *organicista*. Ambas escuelas tienen sus pro y sus contras. Se llega al dogmatismo. Es peor y más agresivo que una lucha de clases. Son dos paralelas que nunca se unen. Decirle a un discípulo de Kraepelin, siquiera una insinuación sobre las causas psicológicas de las enfermedades mentales, es una falta de respeto. Hablarle de Organicidad a un alumno de las escuelas psicológicas, es una blasfemia.

Aún por vías diferentes, avanza el estudio del enfermo mental, pero no avanza la terapéutica.

Viene la Primera Guerra Mundial. Después de cuatro años de sangre y destrucción, se abarrotan los manicomios.

En Berlín, en el manicomio de Lichterfelde, un joven Médico de menos de treinta años trabaja con la insulina. Este es un producto de un órgano del cuerpo humano: el páncreas. Hacía pocos años que unos Médicos canadienses la habían descubierto y se usaba en el tratamiento de la diabetes. A grandes dosis hacía desaparecer el azúcar de la sangre y el paciente caía en coma hipoglicémico. Después, una buena dosis de azúcar y salían del estado comatoso. Manfred Sakel había descubierto que produciéndole el coma a los enfermos mentales, mejoraban y hasta quedaban curados de su quebranto. Una y otra vez se les repetía a sus enfermos. Grandes dosis de insulina y coma hipoglicémico. Con una buena dosis de azúcar salían del estado, con la mente despierta, sin alucinaciones y sin ideas delirantes. Avanza a pasos de gigante la terapéutica psiquiátrica. Casi al mismo tiempo del descubrimiento de Sakel, del coma insulínico, otro joven húngaro, Ladislas J. von Meduna, descubre el tratamiento convulsivo.

Le damos la razón a los primitivos, a los dos diablos antagónicos, el de la locura y el de la epilepsia. Provocando epilepsia al loco, este mejora y no se sabe por qué. Meduna usa inyecciones de Cardiazol. Los italianos Ugo Cerletti y Lucio Bini la provocan con electricidad, y entonces llega a la Psiquiatría el electroshock.

Bajo la tutela de Charles Gordon-Lennox, el doctor Houston Merritt, de Boston, y el doctor Tracy Putnam, de Nueva York, descubren un remedio para los epilépticos. Es la química al servicio de los enfermos mentales. Cada día más se avanza en la terapéutica de los insanos.

Vuelve Francia a la carga. Médicos, Químicos y Farmacéuticos franceses trabajan en la farmacéutica Rhône-Poulenc y lo hacen con un producto: la Fenotiazina, sustancia que se usa como antiparasitario en los cerdos. Se enfocan en una dirección: provocar la hibernación en los humanos, pero el destino va a ser otro. Descubren entonces el Largactil (Clorpromazina hidrocloruro). Sus primeros usos están a una gran distancia de los manicomios y de sus huéspedes. Por casualidad se emplea en Psiquiatría y a esta rama le da un empujón de más de un siglo en avance terapéutico.

Entonces la cirugía entra en el arsenal terapéutico de la Psiquiatría. En 1936, un portugués, António Egas Moniz, catedrático de Neurología de la Universidad de Lisboa, publica el libro *Tentatives opératoires dans le traitement de certaines psychoses* (*Intentos operatorios en el tratamiento de ciertas locuras*), Paris, 1936. En dicha obra relata sus éxitos y fracasos en el tratamiento quirúrgico de las enfermedades mentales. Un orificio en el cráneo, en los alrededores de la frente, y se introduce un estilete. Esto produce lesiones cerebrales complejas y discutibles, pero con una resultante: ciertas alteraciones mentales mejoran después de la operación. Walter Freeman y James W. Watts varían la técnica con aparentes óptimos resultados. Como todas las cosas nuevas, unos las aceptan con vehemencia y otros las critican.

La arqueología también se pone al servicio de la Psiquiatría. Muchos cráneos de peruanos de la época incaica aparecen con señales de cirugía craneal. Se encuentran incluso los instrumentos quirúrgicos rudimentarios que usaban los cirujanos de aquellos tiempos. Se prueba que cientos de años atrás se hacía tratamiento psiquiátrico con cirugía. Es otro paso más de avance en la terapéutica psiquiátrica.

Sabemos que el paludismo es una enfermedad frecuente en nuestro país y es producida por un plasmodio y transmitida por los mosquitos. Casi con igual frecuencia lo es la sífilis. Hay una locura producida por la sífilis: es la demencia paralítica o parálisis general.

Un austríaco, Julius Wagner-Jauregg, descubre que inyectando sangre de un palúdico a un paciente con sífilis cerebral, y dejando que le produzca varias fiebres, conseguía mejoría y muchas veces curaciones totales. Después llega la Penicilina, que en grandes dosis cura radicalmente esta enfermedad, siempre y cuando se atienda a tiempo.

En menos de medio siglo se consigue lo que durante miles de años no se había logrado. La química, la cirugía, la física, la psicoterapia, la malarioterapia, forman un conjunto de éxitos en el tratamiento de los enfermos mentales. Cuando un tratamiento no da buenos resultados, se usa otro, y el arsenal terapéutico sigue creciendo todos los días.

    Había algo más, y no es producto farmacéutico, porque siempre estuvo a mano y a nadie le pasó por la mente el usarlo. Es tratamiento poco costoso y además productivo. Simón lo pensó y lo llevó a la práctica: poner a trabajar al paciente mental. Nadie le creyó. Pero él persistió en su idea: laborterapia, terapéutica por el trabajo. La puso en práctica y los resultados fueron más que halagüeños. El paciente mejoraba de su trastorno mental y además dejaba de ser un parásito de su familia y de la sociedad. Fue tan fulminante el impacto, que en Europa los sindicatos obreros presentaron quejas por la competencia, tanto en panaderías, fábricas de juguetes, trabajos en madera, etc. Con todo y las protestas, continúan los centros de laborterapia en los grandes manicomios del mundo. Locos curables e incurables trabajan en los manicomios del Estado, hacen su estada más barata al Gobierno, y sostienen a sus familiares aún estando enfermos e internados.

# La mente y sus enfermedades

Vamos a tratar ahora de las enfermedades mentales, utilizando la clasificación de ese gran maestro de la Psiquiatría española, doctor Emilio Mira López, notable Psiquiatra que ejerció el magisterio en muchas universidades de Latinoamérica, y por último se dedicó a la organización de manicomios y servicios psiquiátricos en Brasil, Uruguay y Argentina.

| | |
|---|---|
| Síndromes de déficit mental | Oligofrénicos |
| Síndromes desarmónicos | Psicópatas |
| Síndromes morbopáticos | Neuróticos. Psicóticos |

Los oligofrénicos o retrasados mentales constituyen uno de los problemas más serios en nuestro país. Nuestro manicomio no tenía ningún medio a su alcance para tenerlos; sin embargo, eran llevados allá sin ninguna piedad, y como los ancianos, morían sin remedio, pues al faltarle el cuido de sus familiares, la muerte era inminente.

Me negaba a aceptarlos, y en ocasiones llegaban con cartas de recomendación de la suprema autoridad de esa época, y había que internarlos, aunque cargara uno con un sentimiento de culpa por su muerte. En otras ocasiones eran dejados a la puerta del sanatorio, y jamás volvían a buscarlos

los familiares. Entonces adiestrábamos a una enferma y se los entregábamos, y ella hacía de madre sustituta, con resultados excelentes. Cuatro niños fueron abandonados a la puerta del manicomio, y los cuatro son ahora jóvenes que se desenvuelven más o menos bien dentro de la institución. Ni siquiera se supo quiénes eran sus familiares ni de dónde procedían.

En el retraso mental hay gradaciones de menor a mayor. La inteligencia tiene una escala. Alfred Binet, un francés, y luego David Matthew Terman, un norteamericano, desarrollaron una escala. Dividieron a los retrasados en Idiotas, Imbéciles y Débiles Mentales. Podemos decir que el Idiota no habla, el Imbécil habla, pero no aprende nunca a leer ni a escribir, y el Débil Mental es susceptible de una pedagogía especial en que se logra no darle una inteligencia normal ni una cultura vasta, pero sí prepararlo para la vida dentro de sus propias limitaciones.

En los manicomios siempre hay pabellones para los Idiotas. En el nuestro no existían. Para ellos solo existe un cuidado excepcional, y nada más. Al Imbécil se puede adiestrar, y, ante todo, evitar que se haga un desajustado en la sociedad. Con los Débiles Mentales, ya lo dijimos, se puede conseguir algo, y más que algo, mucho, pero se necesitan centros especiales, con maestros especiales.

En una ocasión a Trujillo se le planteó este problema, y como era su costumbre, hizo un gran espectáculo: trajo al país a los mejores Psiquiatras, especialistas en niños retrasados de Iberoamérica. Llegaron Crespo, de Cuba; Solís Quiroga, de México y González Danreé, de Uruguay, y se organizó un Seminario para planear la organización de centros de retrasados. Luego, el proyecto fue engavetado.

A los otros gobiernos, después de la muerte de Trujillo, ni siquiera les ha pasado por la mente ocuparse de los niños retrasados de nuestro país. Y existe una cruda verdad: de cada cien niños, dos presentan retrasos, y considero esta cifra algo baja en nuestro país dada la deficiente alimentación de nuestros niños de los campos y barrios pobres de las ciudades.

Las causas pueden ser variadas. Hace cincuenta años, la culpable de todos los retrasos era la sífilis. Ahora, después de estudios acerca de la causalidad de las oligofrenias, se ha reducido esta causa al mínimo.

Estas pueden ser hereditarias; pueden ser por trastornos del embarazo; pueden ser después del nacimiento, por traumatismo o infecciones del cerebro.

Sea la causa que fuere, si se tiene un hijo retrasado, debe atenderse como quiera, como sea, y no se debe esperar a que el niño desarrolle «para ver si se consigue algo», como es la falsa creencia de los padres.

Ignorancia. Ese es el problema. Toda la Psiquiatría de nuestro país está preñada de ignorancia y de vergüenza. Nos avergonzamos de tener un hijo retrasado y nos empeñamos en una lucha en que siempre llevaremos la de perder. Ningún humano que tenga hijos se escapa de la posibilidad de tener uno retrasado, sea la causa que fuere.

La madre que se empeña en poner inteligencia en el hijo que no la tiene; el padre que reconoce la verdad y miente por piedad, miente por el temor a que le saquen a relucir una herencia; miente por temor a que le digan sifilítico, alcohólico o cualquier calificativo peyorativo.

Mientras tanto, se pierde un tiempo precioso. Un día perdido en los tratamientos psiquiátricos equivale a años de cronicidad, y no se deben desperdiciar los días. Mientras más pronto, mejor. Es una frase que deben repetirse cada día los familiares de enfermos mentales. Mejor para el paciente, mejor para ellos, mejor para el Psiquiatra.

Los dominicanos vamos a hacer, vamos a luchar. No es una palabra hueca. Vamos a hacer, y especialmente en la olvidada y muy mencionada especialidad de la medicina: la Psiquiatría.

Ya un grupo de Médicos, Psiquiatras y no Psiquiatras, ha fundado la Sociedad de Ayuda al Niño Retrasado. Van a trabajar con ayuda y sin ayuda del Estado.

En el momento de hacer esta obra, están dando sus primeros pasos, los pasos de un niño que aprende a caminar; tal vez los pasos de un niño retrasado que aprende a caminar. Es que los dominicanos somos oligofrénicos en el tiempo. El sedimento de nuestra penosa historia nos ha dejado enquistados en un egoísmo brutal. Somos incapaces de dar, y cuando lo hacemos, tocamos fanfarrias y hacemos alarde de nuestra esplendidez. Hay pocos, y esto confirma la regla, que van a hacer y lo harán. Que Dios los ayude en esta noble tarea.

# El mundo de los psicópatas

El psicópata es la frontera que divide a los cuerdos de los locos. Estos, pocas veces son clientes de los Psiquiatras, y con mucha frecuencia son huéspedes de las cárceles.

Ellos presentan características muy peculiares. No son insanos ni retrasados, y muestran una carencia de sentimientos, falta de dominio y una ausencia de todo sentido ético. El primero en estudiarlos fue James Cowles Prichard, quien los denominó «locos de la moral». Paul Julius Moebius los define como una variedad morbosa del normal.

Todas las escuelas psiquiátricas se han enfrascado en el estudio de la personalidad psicopática, y todas ofrecen una versión diferente. Hay un hecho; hay un tipo de humano diferente al normal, ya de causas hereditarias, ya de causas ambientales, que crea un problema en la sociedad.

Embustero, cínico, ladrón, jugador, asesino, todo un cortejo de síntomas de conducta que lo hacen un antisocial y es necesario aislarlo, la mayor parte de las veces en la cárcel, o en otras ocasiones el Juez lo envía al manicomio a comprobar si es un insano o no. Intenta muchas veces simular una enfermedad mental y si no lo logra, recurre incluso a la amenaza de muerte para el Psiquiatra.

En la historia de la Psiquiatría actual, las grandes agresiones no han sido provocadas por locos o epilépticos, sino por psicópatas.

Recordemos el caso de Egas Moniz, Premio Nobel de la Medicina y famoso Neurosiquiatra, descubridor de métodos quirúrgicos en el tratamiento de los enfermos mentales, que fue herido de bala por un psicópata homicida.

En nuestro manicomio, muchas veces hicimos contacto con psicópatas criminales. Estos eran enviados con fines de experticio, y nunca se comprobó ningún rasgo de irresponsabilidad en los crímenes cometidos. Desde su entrada al sanatorio se convertían en dueños absolutos de la situación, amenazando a enfermos, a enfermeros e incluso a Médicos.

Recuerdo perfectamente el caso de un psicópata que mató a una prostituta en un centro de lenocinio; luego envió una carta a un periódico local con fines publicitarios y se entregó a la justicia. En ningún momento negó el hecho ni se arrepintió de haberlo realizado. Durante el proceso y en la cara del propio Juez, le amenazó de muerte a su salida del penal. La razón que alegó para matarla fue porque no lo dejaba dormir.

Otro psicópata criminal mató a su padre adoptivo por negarle este una pequeña cantidad de dinero. Luego de cometer el crimen, marchó al puesto policial más cercano y con toda naturalidad relató su hecho.

En nuestra época de Director del manicomio, la mejor colección de psicópatas criminales trabajaban para el servicio de inteligencia de Trujillo. En muy raras ocasiones vi algunos en mi consulta privada. Más que a consultar iban en busca de sedantes para dormir. Nunca supe a ciencia cierta si realmente iban en busca de medicamentos para sus nervios o iban a vigilarme.

Sea el psicópata un problema hereditario, como alegan los *organicistas*, o una desviación de la línea normal del desarrollo psicológico en su infancia, como alegan los freudianos, la realidad es que no solo para los Psiquiatras sino también para la sociedad, estos insanos de la moral crean uno de los problemas más difíciles y complicados.

No puede haber soluciones simples para algo tan complejo como es la conducta humana. Dividir esta en tipos como buzones de correos y encajonar a cada hombre en uno de ellos, nos ayuda en algo a su mejor comprensión y a su más fácil estudio, pero nunca nos hace llegar al punto más alto de la verdad. Seguiremos descubriendo otros mundos. Avanzarán la física y la química hasta llegar a la raíz misma de la verdad.

Con todos los avances, en el estudio de la mente del hombre siempre quedará una interrogante.

# Las neurosis

Si fuésemos a definir las neurosis por las diferentes escuelas, saldríamos del marco de nuestra idea al publicar este libro. El neurótico es lo que llamamos el nervioso, el neurasténico. Nunca son clientes del manicomio, y en la mayoría de las veces tampoco lo son del consultorio privado del Psiquiatra.

Más bien visitan con frecuencia a los Médicos generales, y en caso de órgano-neurosis, van donde el especialista, según el órgano que consideran enfermo; visitan a cardiólogos o gastroenterólogos. Estos, a su vez, y cuando consideran que sus medios no alcanzan a la posible curación, los envían donde el Psiquiatra.

Las causas de la neurosis siguen las clásicas líneas de las escuelas de Psiquiatría. La *organicista* considera los factores hereditarios y los problemas del medio ambiente. Las *psicológicas*, a problemas de esta índole, en su mayoría de las veces ocasionadas en la infancia y en otras ocasiones en la adultez. Son sumamente interesantes las discusiones a ese respecto de las escuelas psicológicas, psicoanálisis, neopsicoanálisis, Adler, Jung. Cualquier dato, por más somero que fuese, que insinuara en este libro, llenaría muchas páginas. Al interesado en estos estudios lo remito a los autores que han publicado libros de vulgarización de sus teorías, asequibles a la lectura de cualquier profano.

Una paciente mía dividía los enfermos mentales en bobos (retrasados); los que van al Psiquiatra, (neuróticos), y los que son conducidos ante el Psiquiatra, (psicóticos).

La división es casi idéntica a la de cualquier escuela de Psiquiatría, aparte del trágico humor de las definiciones.

Como dije anteriormente, el neurótico nunca va al manicomio, y en muchas ocasiones ni siquiera donde el Psiquiatra o donde el Médico general. En nuestro país, y en honor a la verdad, se ha logrado algo. Actualmente el neurótico es capaz de hacer antesala ante el consultorio de un Psiquiatra, aún a costa de las bromas de los amigos, quienes, demostrando crasa ignorancia, se burlan de ellos.

Existe un tipo de neurosis que estamos en la obligación de tratar. Es la neurosis obsesiva. Es sumamente rara. En mis veinte años de Psiquiatra, solo he visto tres casos. Uno de ellos en un joven de veinte años. Varias veces practicaba, durante el día, un ritual de limpieza con alcohol con cualquier cosa que él pensara que hubiera tocado su padre, lo que le producía asco, y en seguida ejecutaba su acto compulsivo de limpieza, siempre con alcohol. El obsesivo lucha por frenar su acto compulsivo, pero le es imposible, agregándose a esto un estado de ansiedad.

Otro paciente de 35 años practicaba un movimiento estereotipado de sobarse la frente con el dorso de la mano derecha. Otra, tenía un ritual de tres, y todos sus actos se iniciaban con tres: el comer, el bañarse, el vestirse, todos.

La terapéutica de este tipo de neurosis no ha logrado ningún buen resultado. Psicoterapia, electroshock, insulina, cirugía cerebral, en fin, todo el arsenal terapéutico-psiquiátrico, resultan vanos para esta grave forma clínica de enfermedad mental.

# LAS PSICOSIS

Son propiamente las locuras, los enajenados, orates, insanos, los que han perdido el juicio de la realidad, los alienados, los desquiciados.

Existen muchos términos para las psicosis. Todos los arriba enumerados, son sinónimos de psicosis. Sin embargo, el vulgo utiliza un vocablo que no corresponde al término psiquiátrico: demencia. Demente es, para la acepción popular, no solo en nuestro país sino también en todo el mundo, el equivalente al loco. Para nosotros, los Psiquiatras, demencia es un proceso mental de deterioro, primario o secundario a un desarrollo psicótico. Por tal razón, demenciarse una persona es hacerse retrasado mental después de adulto. Hay psicosis senil y demencia senil, psicosis epiléptica y demencia epiléptica, psicosis sifilítica y demencia sifilítica.

Psicosis, es un adjetivo que anteponemos a una serie de enfermedades mentales con características especiales. Una de ellas, en la mayoría de las veces, el paciente que la padece no tiene conciencia de su enfermedad, y pierde el concepto del mundo de los objetos.

Pero tratamos de las dos psicosis más importantes y frecuentes en nuestro manicomio: la esquizofrenia y la maníaco-depresiva.

Tan antigua como las enfermedades mentales, se conocía un cuadro clínico que aparecía casi siempre en la juventud, cuyas características eran una crisis de agitación o furia durante largo tiempo, y después un deterioro intelectual marcado. Los Psiquiatras franceses del siglo pasado la denominaron demencia precoz, por su aparición en jóvenes y por la demencia final. Cuando se sistematizó el estudio de la Psiquiatría, fue puesta en lugar prominente. Más tarde se fue comprobando su aparición en todas las edades, y Eugen Bleuler, tomando como base una característica clínica de la enfermedad, la llamó Esquizofrenia, mente escindida, vocablo aceptado actualmente por la totalidad de los Psiquiatras de las diferentes escuelas.

La esquizofrenia es un gigantesco edificio pictórico de morbosidad psíquica. Mientras más se estudia, (es la psicopatología más estudiada en Psiquiatría) más se presta a confusión y discusión. Se ha tratado de dividir en formas clínicas. Se comienza por tres y luego se hacen interminables. Los *organicistas* alegan factores hereditarios como causa, aunque no de tipo dominante. Las escuelas *psicológicas* alegan lo contrario. Dentro de las mismas escuelas, las opiniones difieren.

Se habla de la Esquizofrenia, luego de las Esquizofrenias y después de la Constelación Esquizofrénica. Suben y bajan los conceptos acerca del estudio de la enfermedad, y los que en su comienzo son amplios, terminan reducidos a la más mínima expresión. Sin embargo, algo queda, y aún a paso de tortuga se avanza en el descubrimiento de las causas, de la psicología anormal y terapéutica de la enfermedad más misteriosa y complicada de la Psiquiatría.

Bleuler, en su comunicación primaria, decía: «Como la enfermedad no progresa siempre hacia la demencia, y no en toda ocasión se presenta precozmente en la pubertad o poco después de ella, prefiero el nombre de Esquizofrenia para designarla».

Esquizofrenia: mente escindida, mente partida. El paciente rompe entre él y la realidad, y va a vivir sus ideas delirantes. Tiene disgregado el Yo. Etimológicamente delirar quiere decir «estar fuera del camino». Antiguamente definían al esquizofrénico como si fuese una central telefónica con los hilos confundidos. El paciente comenzará a oír voces que lo insultan, que lo intimidan. Son las alucinaciones auditivas. Se sentirá perseguido o se creerá un santo, y un síntoma muy frecuente es su autismo, ya que construirá un mundo con su pensamiento ilógico irreal fantástico, roto con la realidad.

Un famoso Médico norteamericano, en crítica mordaz para el Psiquiatra, decía: «El esquizofrénico hace castillos en el aire; el neurótico los vive y el Psiquiatra les cobra el alquiler a los dos».

Entremos y veamos algunos de mis esquizofrénicos. Algunos son retraídos; otros, conversadores. Unos, pacíficos; otros, peligrosos. Pero siempre, con un común denominador: su ilógica delirante, su psicología incomprensible para nosotros que nos llamamos cuerdos.

Las escuelas *psicológicas* han estudiado el contenido de estos disparates llenos de simbolismos, y han logrado descubrir algo. No siempre son exactamente disparates, y queda un hilo invisible que los une a la realidad, y en cualquier momento este se pone en evidencia.

Hay un hecho curiosísimo en Psiquiatría: la curación espontánea. Pacientes que durante largos años han padecido esquizofrenia y con aparentes trastornos demenciales, han comenzado a dar síntomas de curación sin tratamiento alguno, llegando hasta un restablecimiento total.

# EL MUNDO MISTERIOSO
# DE LOS ESQUIZOFRÉNICOS

Los próximos capítulos están dedicados a mis pacientes esquizofrénicos; a ese mundo misterioso, un mundo de error, un mundo equivocado, un mundo de ideas delirantes.

Una persona convulsiona, y sabemos en parte, el porqué convulsiona. Una persona entristece patológicamente, y sabemos algo del porqué de su tristeza anormal; se alegra anormalmente y aunque nos sorprendemos, vislumbramos algo. Exageración de un carácter, estímulos patológicos que actúan como espina irritativa.

Un viejo enloquece y sabemos que su arterioesclerosis está actuando en el cerebro. La sífilis demencia a cualquier persona y estamos enterados de que un espiroqueta está en la sangre y actúa en el encéfalo.

¿Y de la esquizofrenia, qué?

¿Es un virus? ¿Una bacteria? ¿Una toxina de algún microbio? ¿Algún problema psicológico actual o en la infancia?

Son las grandes preguntas.

¿Por qué una persona, que se siente bien, que está bien, que todos los análisis de laboratorio están correctos en relación a lo normal, que el examen clínico no presenta ninguna anormalidad física, comienza a disparatear? Cree que lo persiguen, oye voces, pierde su relación de afecto con lo que le rodea. ¿Qué le ha pasado? Ha cambiado su Yo normal por un Yo anormal.

Está padeciendo de Esquizofrenia. Se le hace tratamiento. Electrochoque, insulina, psicoterapia, derivados de la clorpromazina. Unos curan, otros mejoran y en otros fracasan los tratamientos.

Y sigue bullendo en la mente de los Psiquiatras. ¿Por qué?

Lo que aparentemente es monótono, simple y elemental: diagnosticar superficialmente a un esquizofrénico, cuando profundizamos en el estudio de su personalidad anormal, entramos en un mundo complicado, en una maraña de ideas claras y confusas que se sumergen y afloran irregularmente.

Es el mundo misterioso de los esquizofrénicos.

# Autobiografía de una esquizofrénica

«¿Quién soy?

«Me llamo María. Soy un monstruo de soledad, tristeza y sensibilidad. No cae un alfiler que no sienta la clavada en mi vientre. Soy una inconsecuencia de Dios, que no diseña como el arte; al ser y pertenecer al género humano, soy imperfecta. Soy católica, apostólica y romana por bautizo. Protestante por naturaleza. Rebelde porque tengo bastantes causas para serlo. Rosacruz por estudio. Judía por admiración. Testigo de Jehová porque creo en el héroe del Gólgota; que es un Gigante en un mundo de enanos. Yogista por curiosidad. Budista por respeto. Moral porque acepto las leyes de Moisés. Pacifista porque comprendo a Gandhi. Freudista porque sus conceptos son la salvación de la mentalidad humana. Espiritista por convicción, porque soy como Santo Tomás, tengo que ver para creer. En fin, soy libre pensadora por herencia.

«Mis padres y la sociedad en que vivimos se encargaron de hacerme virgen. La maternidad de hacerme madre santa. Mi esposo me hizo Magdalena.

«Soy tipo o-r-h positiva. Alta como un hombre, desolada no tengo nada; la chispa de la gitana la llevo toda por dentro. Soy tímida como una negra en un salón de manitas de lilas blancas. Humilde, como una india, cuya personalidad la aplastó el yugo extranjero. Soy cristiana no solo porque practico lo que predico, sino porque hace siglos he visto la viga en mis ojos, y por eso veo la paja en el ojo ajeno. Soy hija de Dios y del razonamiento humano. Fui, soy y seré siempre BUENA para los grandes Médicos y científicos del mundo. Para los grandes poetas, músicos, escritores, artistas y espiritualistas como Jesús. Para todos los hombres que aman la mujer por su mente y su alma y no solo por sus carnes.

«Para los sadistas, los masoquistas, los homosexuales, los narcisistas, para los enfermos y los prostitutos mentales seré siempre LA MUJER MALA. La que por su culpa el hombre perdió el Paraíso».

# Plinio

—«Hay submarinos alemanes y aviones japoneses rondando el manicomio. Yo estoy en acecho de ellos para salvarme la vida».

Hace un ademán de asentimiento, y con la mano sobre la frente mira hacia la distancia, en busca de sus imaginarios enemigos. Cada media hora se presenta Plinio a mi oficina para informarme acerca del avance de los invasores y de los medios que posee para rechazarlos. Dice:

—«Tengo un aparato especial hecho por mí para combatirlos; es a base de electricidad y a voluntad mía. No se preocupe, Doctor, deje eso por mi cuenta. Esté usted seguro mientras yo esté aquí».

Plinio estaba cerca de los sesenta años, y la mitad de su vida la había pasado enfermo de la mente. Esquizofrenia paranoide era su diagnóstico.

Vivía temporadas en su hogar, y cuando recrudecían sus síntomas persecutorios era conducido al sanatorio. Ya llevaba varios años sin alta y sin mejorar. Caminaba continuamente por todos los linderos del establecimiento escudriñando el horizonte en busca de aviones japoneses y submarinos alemanes. Cuando consideraba que la información que me suministraba era de importancia, me la ofrecía por escrito y estrictamente confidencial. En los años anteriores a su enfermedad, Plinio trabajaba de contador en comercios y hacía traducciones del inglés. En una ocasión viajó por el mundo en un barco norteamericano de turismo. Estuvo en Japón y Europa, y por eso despreciaba a los otros locos. Decía que eran incultos y mal educados. Los locos, a su vez, le reciprocaban esa antipatía.

Plinio tenía modales de diplomático y siempre mantenía la distancia, incluso en sus relaciones conmigo. Su labor de vigilancia él se la había impuesto como deber, y estaba en la obligación de informarme en mi condición de Director. Cuando mejoraba de sus crisis, escribía versos elogiando mi labor y, por supuesto, la de él. Creo que en su juventud llegó a publicar un libro de poemas.

He aquí una pequeña muestra de un pensamiento de su obra literaria:

> Los primeros bramidos de un poeta se diferencian de los de un niño en que los del primero no consiguen siempre llamar la atención, lo que no sucede con los del niño.
> 
> Goethe.

—Quiero que usted note mi extremada modestia, pues ese pensamiento no es de Goethe, sino mío. No quise atribuirme una sentencia tan profunda. ¡Qué circunspección la mía! ¡Qué delicada conciencia!

*A un literato*
Pues, el caso es, mi señor
que en cierta oportunidad,
en un sitio olvidado,
muy lejos de la ciudad
yo cascaba una vez nueces
con un pedregón
y con esto hacía yo un ruido
realmente ensordecedor.
Todas me salieron vacías
sin sustancia adentro
pero con cascarón.
Haga usted comparación
con sus obras que ha estampado
Satanás les ha sacado
el sentido y la razón.

# El corredor

En su juventud fue un gran atleta. Corredor de distancias largas, participó en el extranjero en varias olimpíadas como miembro del equipo dominicano. Fue llevado al manicomio por un curioso síntoma. A varias muchachas de la alta sociedad perseguía día y noche. Se imaginaba que eran sus novias y cuando las muchachas contraían matrimonio, él se consideraba el esposo. Muchas veces, antes de que él ingresara en el manicomio, comentábamos los amigos, esta situación. Era risible, al menos para nosotros, pero no para la perseguida. Muchos de los que lean esta obra recordarán haberlo visto en la calle El Conde, con su escasa anatomía, perseguir a una de sus novias o esposas.

Comenzaron las quejas y lo llevaron por primera vez al manicomio. Después de su primera visita, se hizo asiduo huésped. A cada novia, nuevo ingreso, y a cada ingreso, nuevo dolor de cabeza para mí.

Como paciente no presentaba ninguna agresividad y no había razón para aislarlo, pero su perseverancia en conseguir su alta lo convertía en el peor de mis locos. Mucho antes de llegar a mi oficina, ya él estaba en la puerta, esperándome. Pasaba visita conmigo, ayudaba a hacer los tratamientos de electrochoques, y no perdía oportunidad para pedirme que lo dejara marchar. Al meridiano, hora en que salíamos del trabajo, estaba en la puerta del sanatorio pidiéndome su alta.

Recordemos que originalmente Nigua había sido una cárcel, convertida luego en manicomio. Las oficinas estaban aisladas del resto de los pabellones. Ahora era lo contrario: estaban en el mismo centro, y como yo quería dar una tónica de bondad hacia el enfermo, no le estaba prohibido el visitarme, aunque eso me robara tiempo.

Cuando la situación era desesperante, lo daba de alta con una condición: no molestar a la muchacha de turno, que siempre era excepcionalmente bella. Me lo prometía a regañadientes. Se marchaba y muchas veces, ya en la tarde, estaba de nuevo en Nigua.

En una ocasión decidí hacer un estudio completo de esta personalidad anormal. Fue una gran sorpresa, pues daba la impresión de ser un proceso mental con una sintomatología de conducta anormal.

Me dijo:

> Yo una vez me morí. La causa de mi muerte fue un veneno espiritual que solidificó mi sangre. Mi jugo gástrico, que era lo que me hacía correr a grandes velocidades, se convirtió en hielo. Esto hizo que me enamorara de mujeres bonitas y con dinero. Los holandeses hicieron un aparato, mezcla de radio, tocadiscos, televisión y micrófono. Se llama la reacción Phillips. Inmediatamente me pusieron la reacción Phillips y comenzó mi sangre a aguarse; ya dejé de morir para volver a vivir; me di cuenta porque me sentía la punta de los dedos. Mi naturaleza comenzó a sentir; los animales de mi estómago comenzaron a salir, unos por la boca y otros por el ano. Sentía que eso me quemaba; tenía que resistir para volver a vivir y a querer muchachas lindas. Todas son unas mentirosas porque me quieren y lo niegan; me lo dice la reacción Phillips, que

me dio vida y que me dice la verdad de la vida y que me hace correr para ganar premios para mi país. Doctor, deme de alta, pues la reacción dice que va a pasar algo grande. Ya me siento de nuevo los animales en mi estómago, y son como culebras y sapos que caminan. Usted no se da una idea de lo que es evacuar un sapo por el ano; no se lo deseo ni a Juan, que es mi gran enemigo y que se combina con una bruja para quitarme a mi mujer y cuajarme la sangre como morcilla. Gracias a la reacción Phillips, que me defiende de mis enemigos visibles e invisibles, y me hace revivir cuando alguien me mata. Tengo miedo, pues si duro muerto algún tiempo, me caen gusanos; ya los he visto y me los quito de encima. Algún día serán muchos y acabarán conmigo antes de que vengan en mi ayuda los holandeses de la reacción. Anoche me saqué unos cuantos gusanos del oído y de las narices; no son lombrices de muchachitos: son gusanos de esos que se comen la carne de los muertos. Doctor, por amor de Dios, deme de alta.

Por no oír este discurso todos los días y en todas las horas del trabajo, era preferible darle de alta.

Así lo hacía, y a los pocos días regresaba.

En ocasiones sus familiares lo llevaban a su ciudad natal y él permanecía unos meses sin ingresar a Nigua.

Pero volvía siempre, como el corredor que regresa a su meta.

## El liniero que lo sabía todo

Había nacido en la Línea Noroeste de la República, y se había criado a todo lo largo de la frontera con Haití. Su padre era militar y continuamente era trasladado de un puesto a otro. Había hecho de todo en la tierra; la había trabajado a gusto y, aunque analfabeto, tenía gran sentido de lo telúrico.

Cuando se independizó del padre, cargó con una prostituta y se marchó a terrenos comuneros en los alrededores de Villa Altagracia. Tenía conucos, crianza de aves y cerdos. Procreó varios hijos con la mujer, y la vida se desenvolvía para él como la de cualquier agricultor de nuestro país.

Honrado a carta cabal, trabajador de sol a sol, vivió feliz hasta cuando el Tirano decidió convertir a la República en un inmenso cañaveral. Entonces fue desalojado de su predio, tuvo que vender sus animales a cualquier precio y se convirtió, de próspero agricultor, en un simple cortador de caña. Sus ingresos mermaron considerablemente y la mujer lo abandonó, dejándole los tres hijos. Así se convierte en padre y madre de sus hijos; el trabajo se duplica; le pagan mal; llegan tardíamente los pagos y en alguna ocasión lo engañan; aprovechan su analfabetismo y su poco conocimiento de aritmética para engañarlo. Trabaja hasta de noche y se desenvuelve económicamente con los ahorros de las ventas de sus animales.

Cuando advierte que no tiene un solo centavo, y en cambio varios meses de trabajo sin pagar, comienza a sentir alucinaciones. Es la voz de su mujer que lo insulta; son las voces de sus padres que lo recriminan.

Una tarde se imagina dueño de todas las plantaciones de caña de azúcar que existen en la región. Ordena trabajos, organiza cuadrillas de hombres que laboran a sus órdenes; se limpian los cañaverales, se hacen carriles para las carretas, trabajan cientos de hombres a su cargo, hasta cuando llegan los superiores. Es enviado al cuartel de la Policía Nacional y posteriormente al manicomio.

Se le inicia un tratamiento de electrochoques y mejora rápidamente.

Los pacientes esquizofrénicos presentan una característica. Es lo que llamamos los Psiquiatras *Respuesta de lado* o *Pararespuesta*. Al paciente se le pregunta su nombre y responde con el día de su nacimiento; si se le indaga por el día de su nacimiento, ofrece su nombre.

Con El liniero, las respuestas de lado eran abundantes. Cuando le preguntamos su nombre, nos dijo:

—El gran problema de este país está en la tierra mal repartida.

Cuando le preguntamos dónde nació, nos dijo:

—Este año no habrá hambre en nuestra tierra, porque están muy florecidos los mangos y los aguacates.

Las alucinaciones auditivas persisten y se continúa el tratamiento. El liniero se pasa la mayor parte del tiempo leyendo revistas y libros religiosos, pero no sabe leer, y hace alardes de cultura sin tenerla. Al menos, en lo que respecta a la lectura.

Pero en lo relacionado con la tierra y sus problemas, lo sabe todo. Alguien habla de abejas, y El liniero sabe de abejas, también. Tiene una teoría, que anda cerca de la verdad: «Los linieros son fuertes porque son los únicos campesinos del país que comen carne, aunque sea de chivo; el resto come pajas».

Paja, para él, son los tubérculos: la yuca, la batata, etc. «El plátano es pasable si está maduro —dice— y las legumbres son buenas también. Un individuo que coma carne y miel de abejas, debe ser fuerte».

Así se expresaba El liniero. Cuando hablábamos de comida, era prolijo y sincero. Cuando se conversaba de tierras, entonces se convertía en un huraño; tenía temor y hablaba en parábolas:

—Doctor, el gato con sus patas hace caricias, pero cuando se enfada, hiere con ellas.

Pasado algún tiempo, El liniero inició su crianza de animales: cerdos, chivos, gallinas, patos, etc. La mortalidad era reducida. Él tenía conocimientos rudimentarios de terapéutica veterinaria y sabía aplicarla a tiempo.

En una oportunidad consiguió unas gallinas ponedoras, importadas. Estas aves son empolladas en incubadoras desde muchas generaciones, y han perdido en parte su instinto de procreación, ya que después de pocos días abandonan los huevos. Le hicimos esa advertencia al liniero, y por toda respuesta nos hizo una mueca de desdén.

Algún tiempo después El liniero me invitó a ir a su gallinero, donde una gallina blanca calentaba una veintena de pollitos. Cuando le preguntamos cómo había logrado ese prodigio, nos explicó que había puesto a otro enfermo días y noches a sostener agarrada a la gallina en el nido, a fin de evitar que lo abandonara.

Si no estoy equivocado, creo que dura veintiún días el tiempo que tarda la gallina en empollar sus huevos. Pues, veintiún días, tanto El liniero como su otro compañero, permanecieron turnándose en el nido para probarme que todo se puede conseguir perseverando.

En una ocasión El liniero llegó a nuestra oficina, donde conversábamos el Subdirector y yo sobre la marcha del sanatorio.

Ya estaba casi remitido de su enfermedad y nos pidió licencia para ir a ver a sus hijos en Piedra Blanca, pues desde que enfermó no los había visto ni sabía de ellos. Le concedimos el permiso.

Al cabo de unos días nuestra sorpresa fue grande. El liniero venía acompañado de dos niños escuálidos y anémicos. Nos dijo:

—¿Verdad, Doctor, que parecen dos sapitos? Estos son mis dos hijos varones; la hembrita la dejé con una buena señora.

El Doctor Read se apiadó de los niños y los llevó a su clínica privada, conjuntamente con el padre, a quien le consiguió un empleo.

Luego, a los niños los llevamos al hospital infantil, porque el hambre y el parasitismo habían destruido los cuerpecitos de ambos. El menor estaba más grave y necesitaba vermífugos, antianémicos y comida. Durante meses temimos por la vida del menor. Al fin logró rebasar el peligro de muerte.

Han pasado los años. Dos robustos jovencitos están siempre jugando a la entrada de la clínica del Dr. Read, y alternan el estudio con el oficio de limpiabotas. Son los hijos del liniero.

Este, como siempre, continúa siendo un trabajador incansable. Por temporadas tiene apiarios, cría palomas, atiende a su conuco. Lo único que no posee es dinero, ya que siempre lo engañan. Él cree en la honradez humana, y aunque continuamente le demuestran lo contrario, sigue firme en su creencia.

# El maestro

—«Ese no es más que un gotoso, apestao de la mierda. Para hombres así fue que hicieron este corral que llaman manicomio, y que el nuevo directorcito le llama sanatorio. ¡Qué optimista! Esto es un corral y nada más que un corral de hombres medio locos que aquí se hacen locos enteros, junto con todos estos epilépticos malcriados y burros, como todos los Secretarios de Educación que ha tenido el país. Yo, un maestro rural, sé más que todos juntos y que todos los Psiquiatras juntos, incluyendo al turco que ha llegado de Director. Mis sesos son superiores a los sesos de todo el mundo y mi locura es genial; nadie pudo con ella y tuvieron que traer un gringo y me metió un clavo encima de los ojos para ver si mejoraba, y ¿qué consiguió? Dejarme más loco y con un hoyo en la frente».

Esta es la declaración de Z. C., y en sus palabras se traduce su caso. Él era natural de la región del Este del país, y durante muchos años fue maestro de escuelas en su pueblo. Era una persona seria, inteligente y estudiosa. Su enfermedad: Esquizofrenia Paranoide, que se inició con un intento de ultraje a una de sus discípulas. Entonces fue conducido a la cárcel y de ahí al sanatorio. Ya en el establecimiento, conjuntamente con Plinio organizó un servicio de vigilancia para evitar el ataque de sus enemigos. Hacía alardes de oratoria, y sus discursos eran larguísimos y el tema siempre era El Corral, e insistía en hacer desaparecer a los epilépticos de la faz de la tierra. Para él los «gotosos» eran peor que el estiércol, y el manicomio volvería a ser manicomio cuando mataran a todos los epilépticos, o de lo contrario sería siempre un corral.

Los pleitos entre él y los epilépticos eran continuos, y él recibía siempre la peor parte. Por último, tuvo que ser aislado y ahí permaneció unos cuantos años. En una ocasión en que visitó el manicomio el Doctor Walter Freeman, creador de una técnica quirúrgica: La Leucetomía Transorbitaria, decidió operarlo. La operación no tuvo éxito.

Después de operado los síntomas agresivos empeoraron, e insistía en hacer desaparecer a los epilépticos. El manicomio, asimismo, seguía siendo un corral para él, y los maestros, unos asnos, menos él. En el transcurso de los años presentó una ligera mejoría y le dimos de alta. Durante largo tiempo, semanalmente, recibíamos cartas de Z. C. La dirección del sobre decía:

Dr. Antonio Zaglul,
Corral de Nigua.

Todas sus misivas llegaban puntualmente a su destino.

# El loco que nunca reía

Era un hombre gigantesco que no negaba su raza germánica. Rubio, de ojos azules, de madre dominicana descendiente de franceses; su padre era alemán. Por casualidad había nacido en Santo Domingo. A los pocos meses de nacer, su familia marchó rumbo a Austria y allí vivió toda su vida.

Era un niño huraño, agresivo y hacía una vida solitaria. Al convertirse en hombre, dejó de serlo y comenzó a practicar la homosexualidad. También comenzaron sus problemas familiares; se enemistó con su padre, el cual no aceptaba su tendencia sexual anormal y se alejó de la casa. Estudia Psicología en la Universidad de Viena hasta que las hordas hitlerianas convierten a la República de Austria en la Provincia del Danubio. El padre aprovecha la oportunidad para enviarlo a Santo Domingo donde quedan algunos familiares maternos.

Su inadaptación aumenta, se hace enemigo de todo el que le rodea, incluso de su familia dominicana que tanto afecto le ofrece. Va de trabajo en trabajo, de donde le despiden por su carácter violento y querellante. Se convierte en un soplón de Trujillo y sus delaciones hacen perder la vida a más una persona; otras se pudrieron en las mazmorras de La Victoria y La 40.

Ya no tiene trabajo, ni amigos, ni familia. Vive en una inmunda pensión con una pequeña remesa que le envía la madre.

Una mañana, mientras pasaba visita en el sanatorio, un empleado me dice que un señor extranjero venía a consultar. Algo sorprendido, acudí a la llamada, pues no acostumbramos a dar consultas para pacientes ambulantes.

En un español con marcado acento alemán, requiere de mí un examen psiquiátrico, pues, en los periódicos del día, «escribían sobre su homosexualidad». Me enseña los editoriales de ambos periódicos, que aludían sobre cualquier tema, menos sobre lo que el paciente alegaba. Su mirada era torva; las manos presas de ligero temblor; la expresión del rostro, para el acostumbrado a tratar enfermos mentales, indicaba la explosión de una gran crisis psicótica muy peligrosa.

Suavemente, lentamente, traté de persuadirlo del error. Me contesta con violencia:

> No ha visto nada en los artículos, porque usted desconoce a JUNG. Los periódicos hablan de mi homosexualidad en simbolismos JUNGIANOS. Quiero que usted me dé un certificado en que compruebe que no soy homosexual, para llevárselo a los directores de esos periódicos. Pagaré lo que sea, aunque no sea ahora, pues no llevo dinero, pero usted está en la obligación de darme ese certificado.

La situación se hacía más tensa cada minuto. Esto solo en la oficina con un señor desconocido, con todo el aspecto de extranjero, de quien no sabía ni su nombre, sumamente agresivo y peligroso.

La puerta de la oficina estaba a medio abrir. En el umbral, estaba un joven de mirada perpleja contemplando la escena: era el chofer del taxi que esperaba. Pena en él, pues llevaba un pasajero loco y peligroso, que andaba sin dinero y tal vez armado. Había que advertirle al chofer acerca del cliente que llevaba. Cobrarle, podía costarle la vida. Ya no me importaba darle uno, dos o tres certificados.

Me las ingenié para dejarlo solo un momento. Había que hacerle el certificado y en la oficina de administración era donde se hacían. Le hice señas al chofer con la vista para que me siguiera. Le expliqué el caso de su pasajero y se empeñó en marcharse dejándolo en el sanatorio.

¿Podía dejar a un enfermo, que va por sus propios pies al manicomio a consultar sobre imaginarias ofensas hechas contra él por periodistas que jamás soñaron la existencia de este sujeto?

¿Podía dejar internado en el sanatorio psiquiátrico a un sujeto, al parecer extranjero, que ni siquiera da su nombre, que no ruega, sino exige un certificado de que no es homosexual, al minuto de conocerlo?

Este era un problema psiquiátrico y un problema de conciencia. Lo correcto era dejarlo internado a las buenas o a las malas. Estaba frente a un enfermo peligrosísimo, capaz de cualquier desatino. Dejarlo ir era sentenciar a alguien a la muerte. Podía ser el chofer, un periodista o un familiar.

Dejarlo internado a la fuerza era también otro problema, porque su familia o su embajada lo reclamarían, protestando por su internamiento sin autorización. ¿Quién era? ¿De dónde venía? No teníamos la menor idea.

Era un enfermo peligroso y lo importante era que no le hiciera daño a nadie y que no le hicieran daño a él.

Consulté con los otros Médicos. Tenían mi misma opinión: dejarlo internado, pasara lo que pasase.

Lo dejé solo para buscar enfermeros y obligarlo a quedarse; comprendió la situación y cuando yo buscaba los ayudantes, montó en el vehículo y obligó al chofer a marcharse. Cuando traté de llegar al taxi en marcha, me dio la impresión de que amenazaba con un arma al chofer.

Estábamos frente a una persona enloquecida y peligrosa.

Peligrosa para un pobre chofer que cuando le ofreció su servicio no sabía a quién lo hacía. Al menos, ya estaba enterado de quién era su cliente.

Peligrosa para su familia. Peligrosa para sus enemigos imaginarios.

Había que dar la voz de alarma, e inmediatamente marché hacia la oficina central de la Policía Nacional.

Un señor blanco, rubio, de ojos azules, de cerca de dos metros de estatura, que habla español con acento alemán, no sé su nacionalidad, es un enfermo mental que ofrece peligro y debe ser detenido inmediatamente... Iba pensando mientras marchaba a gran velocidad en mi vehículo, desde el manicomio hasta el Palacio de la Policía.

Jadeante, llegué donde el oficial de turno. Iba a comenzar a explicar la situación, cuando al mirar hacia un lado, vi sentado en un banco al hombre que buscaba. Este fumaba nerviosamente una colilla de cigarrillo que le quemaba los labios.

El oficial me refirió que había intentado matar a unos familiares. No pudo cometer el hecho porque la pistola que portaba se le atascó.

Le informé al oficial del estado mental de dicho paciente; pero los trámites legales habían que llenarse. Por eso fue enviado a la cárcel de La Victoria y posteriormente ingresó en el manicomio.

A su ingreso al sanatorio mantenía la misma actitud del día en que fue a consultar.

Los dominicanos tenemos la facilidad de poner motes y mis locos, aunque enfermos de la mente, no habían perdido esa facultad. Lo bautizaron con el sobrenombre: «El alemán odioso». Y él hacía honor a ese sobrenombre. Después, por comodidad y para hacerlo más breve, le decían sencillamente «El odioso».

El odioso sonaba sus tacones como buen germano, pero solo cuando quería conseguir algo. Juzgaba a las personas por su raza. La Negra loca que vendía café; la Negra cocinera que le suministraba la ración, el Mulato epiléptico que le vendía cigarrillos, el semita, Director del manicomio.

Los dominicanos hemos vivido siempre sin problemas de raza. Negros, mulatos, blancos, somos tratados igualmente. En el manicomio no podía ser diferente. Con la llegada del alemán, todo había cambiado. Todos para él eran unos negros asquerosos; el Director, un semita, que aunque no practicaba la religión judía, era un vulgar semita.

Para mí, este problema no tenía ninguna importancia. Pero para mis enfermos, sí. Ellos se sentían indignados frente a la actitud de un enfermo, tan enfermo como ellos, que trataba de mantener una superioridad, alegando ser de una raza superior.

Poco a poco los enfermos se fueron alejando de él. Ninguno le dirigía la palabra; la situación empeoró cuando los empleados comenzaron a tomar la misma actitud de los enfermos.

La Pichirili, una paciente que tenía un kiosco de venta de café y cigarrillos, y de quien hablo en uno de los próximos capítulos, se niega a venderle en su pequeño negocio. Cada vez que intenta ir a comprar, lo injuria de palabras.

—«Es rubio, con buen pelo, pero los sesos los tiene llenos de comején» —decía ella.

El alemán vivía en su mundo esquizofrénico y no le importaba en absoluto la actitud de los pacientes.

A los empleados les recriminé su actitud, y cambiaron. Con los pacientes, jamás pude lograr que demostraran el menor rasgo de simpatía hacia el alemán.

Un enfermo me decía: «Si nos negrea, allá él, que se vaya por donde vino».

Sin embargo, para mí el problema persistía: era un dominicano por accidente, blanco, rubio, de ojos azules, educado en la Alemania de Hitler. Pero enfermo mental, ante todo; que había creado una situación de tensión en un manicomio de un país pequeño, gobernado por un tirano sin escrúpulos, con una subvención fronteriza con el hambre, con pacientes en su mayoría de extracción humilde y rural, con empleados ignorantes de sueldos miserables, donde a cada minuto un enfermo con un falso complejo de superioridad racial, les sacaba a relucir su raza y su pobreza.

Pasaron los meses y también los años. El alemán odioso seguía tan odioso como el primer día. Tratamiento tras tratamiento sin lograr resultado positivo. Hosco, altanero. Odioso como el mote, nunca lo vi sonreír, ni siquiera con la sonrisa inmotivada del enfermo mental. Jamás ningún enfermo le sonrió. Vivía en un mundo falso y erróneo: su mundo esquizofrénico. Solo, más solo que nadie; sin amigos, sin familia, sin él mismo.

Un día de visita, llegó al sanatorio un señor de edad avanzada. Pregunta por alguien. Ese alguien era el alemán. Era la primera persona que iba a visitarlo. Un empleado lo buscó. Cuando se encontraron frente a frente, el visitante le escupió la cara. Cuando el enfermero indagó el porqué de su actitud, este le respondió: «Acabo de salir de la cárcel; estuve dos años prisionero por una delación de este maldito loco».

El odioso alemán se aísla más y más; se torna agresivo. En una ocasión agrede al Administrador; después agrede a empleados y enfermos. Es necesario aislarlo. Se lleva a celda. Se va del mundo, desorientado, con alucinaciones auditivas permanentes. Pero dentro de lo incoherente de su lenguaje mantiene su postura: un manicomio de negros sucios, dirigidos por un semita. Nunca ofreció una sonrisa, ni siquiera una sonrisa inmotivada.

# El venezolano

En uno de esos espasmos de libertad que América Latina presenta de tiempo en tiempo, se derrumba en parte el Telón de Kaki. Se rompe un cerco de militares que oprimía una gran porción de nuestro Continente. Perón, en Argentina; Batista en Cuba; Rojas Pinilla en Colombia; Pérez Jiménez, en Venezuela, sienten el impacto. Sus gobiernos respectivos caen como castillos de naipes, y los dictadores tienen que salir de sus territorios. Su refugio común es la guarida feudal de Trujillo, quien todavía se conservaba firme, aún con más de treinta años de gobierno.

Escalonados en el tiempo, con diferencia de pocos meses, comienzan a arribar los tiranuelos a nuestras costas. Junto con ellos llega su escolta de psicópatas criminales, quienes ayudaron con sus hechos punibles a sostener esas dictaduras. Aprendices de paranoicos pisan la tierra del *Benefactor*, el más grande de los criminales de nuestra América. Todos lucían enanos al lado de nuestro «amado Jefe».

El siempre mal recordado Servicio de Inteligencia Militar (SIM) los controlaba a todos; desde el más grande hasta el más insignificante del grupo. Todos y cada uno de ellos estaba chequeado las 24 horas del día. Sin embargo, existía una vigilancia especial para un personaje. Era un militar venezolano perteneciente al grupo de edecanes de Pérez Jiménez. En el fichero se clasificaba como «suelto de lengua y jugador de grandes sumas de dinero a la ruleta». El problema del SIM era su primer defecto. En cuanto al segundo, eso no importaba, pues estos tiranuelos y su grupo, después de esquilmar con sudor y sangre a sus pueblos, dilapidaban el dinero mal habido, sin justipreciarlo como lo reconoce el que lo gana trabajando.

Una tarde fui llamado por el amigo y colega, Dr. Pérez González. Él me refirió el caso de un venezolano que atendía en su clínica particular, quien padecía un proceso Esquizofrénico Paranoide. Se había fugado del establecimiento e intentó matar al Embajador de Venezuela en nuestro país. Pero no pudo realizar el hecho por encontrarse el diplomático fuera de la Embajada. Asimismo, había amenazado a los empleados, y gracias a la rápida intervención de la Policía Nacional, no pudo incendiar el edificio y hacerle daño físico al personal que allí laboraba.

El doctor Pérez González, con razón, consideraba que dicho paciente debía estar en una clínica psiquiátrica cerrada. En nuestro país la única que existía era el manicomio.

Conjuntamente con varios agentes del orden público, llevé al venezolano al manicomio. Estaba bajo el efecto de un hipnótico, y lo dejé durmiendo en el pabellón de la clínica.

Al regresar a mi hogar, encontré unas visitas indeseables: varios jerarcas del SIM me esperaban. Me explicaron el caso en la forma acostumbrada por el Servicio de Inteligencia. Aceptaban la locura de dicho paciente, pero había que controlar sus movimientos y me encargaban de dicha misión. A mí, particularmente, poco me importaban los deseos de los miembros del SIM. Mi deber era tratar de curar al paciente y eso iba a intentarlo.

A la mañana siguiente realicé la primera entrevista con mi paciente. Era un tipo de menos de treinta años de edad, alto, delgado y musculoso, de fácil expresión, prolijo y ameno en la conversación, pero, por encima de todo, muy desconfiado. Durante la entrevista miraba a todos lados, como ave asustada. Hizo la glorificación del gobierno de Trujillo, y al final de la entrevista me dio por escrito un papel que debía ser entregado al Director del Servicio de Inteligencia, donde se ponía a sus órdenes para cualquier servicio en pro de la causa trujillista. Como buen paranoide desconfiado, llevaba la misiva en varias copias. Una para que yo la entregara personalmente, y la otra la enviaría por correo.

Asimismo, exigió condiciones para su permanencia en el manicomio. Primero: no se le haría tratamiento de E. S. (parece que en Venezuela le habían hecho este tratamiento). Segundo: no sería nunca encerrado en celda. Y, por último, debería suministrarle yo como mínimo cinco pastillas diarias de algún producto contra el asma a base de Efedrina. (Nunca pude comprobar si era asmático. Daba la impresión de ser un habituado a esta droga).

El venezolano se acomodó en nuestro manicomio. Aparte de negarse a recibir algún tratamiento, colaboraba con la Dirección y el personal en el mejor funcionamiento del sanatorio.

Era una persona de manifiesto talento, con don de mando, y ejercía una influencia marcada sobre las personas que le rodeaban, no solo enfermos sino también del personal.

Luego, con el paciente alemán fundó en el sanatorio el Partido Nazi, el cual duró muy pocos días, ya que ambos pelearon por la jefatura, aparte de la escasez de correligionarios. Jamás se volvieron a dirigir la palabra. El venezolano juzgaba al alemán en su justa medida.

Activo en su labor, se había autonombrado Jefe de los Servicios de Terapéutica. Tenía la lista de los enfermos de tratamiento de E. S. y enviaba a otros enfermos a buscarlos. Incluso llegó hasta a dirigir a los enfermeros.

Todas las mañanas iba a buscar las pastillas antiasmáticas a mi consultorio, y me preguntaba si había respuesta de su carta al SIM, ofreciendo sus servicios al Generalísimo.

Una tarde llegó a mi consulta una señora de bastante edad. Era la madre del venezolano. Me contó su historia clínica. Tenía un brillante porvenir en las Fuerzas Armadas de su país, cuando comenzó a dar trastornos de conducta. Fue dado de baja. Pero se le pensionó luego de comprobarse que era un enfermo mental. Después de la caída de Pérez Jiménez, y sin tener relación alguna con su gobierno, se asiló en una Embajada en Caracas y llegó a Santo Domingo. Fue un acto inmotivado e ilógico. Dejó a su mujer con varios hijos. Lo abandonó todo, no por militar ni político, sino por enfermo.

Traté de convencer a la madre para llevarlo a otro sitio o a otro país, a México o a España, y no me atreví a decirle el porqué, pero no esperaba nada bueno para un venezolano en esta tierra esclava de un tirano corrupto. Presentía que iba a suceder algo. Lo presentía, no: estaba seguro; y algo por dentro me lo anunciaba.

Por algunos enfermos había sabido que el venezolano escribía cartas a mis espaldas, y no eran para el exterior. Él no tenía familiares ni conocidos en el país. Las cartas eran para el SIM, ofreciendo insistentemente sus servicios.

Pasaron los meses, y el venezolano comenzó a adaptarse a la vida manicomial. Aceptó hacerse tratamiento. Disminuyeron las pastillas para su falsa asma. Ya en las entrevistas no era el arrogante y desconfiado paranoico que ofrecía sus servicios a Trujillo, sino la persona normal que hablaba de su madre, de su esposa e hijos; que me solicitaba permiso para ir a misa los domingos en el pueblo vecino; que veía la miseria espantosa de mis locos y comprendía la cruel tiranía que estaba viviendo el pueblo dominicano.

Algunas veces me insinuaba una crítica al gobierno, pero casi inmediatamente comenzaba a glorificar a Trujillo. Pero ya la duda de la grandeza del tirano bullía en él. Ya no era un fanático, ya no era el loco capaz de matar por Trujillo. A los que él presumía que habían sido llevados al sanatorio por problemas políticos, los trataba como amigos, y los ayudaba económicamente.

En las cartas que dirigía a su familia, les insinué que lo sacaran del país. En una ocasión llegó un diplomático venezolano al sanatorio y le planteé el problema sin ningún resultado positivo.

Pasan los meses. La situación en Latinoamérica empeora para los tiranos y Trujillo no escapa de ella. Su cuerpo represivo sigue encarcelando y matando. Cualquier intento de subversión, aunque sea en la mente, es destruido con sangre y con violencia inauditas. A cada minuto se suceden acontecimientos que, por la feroz censura a los periódicos, no llegan al conocimiento del pueblo. Nadie se entera del drama dominicano.

Una noche, cerca de las once, llegaron a mi hogar dos vehículos del SIM. Pensé en alguna delación y que iba a ser detenido. El jefe del grupo solicita hablar a solas conmigo. Era un amigo de infancia, que por su frustración en las Fuerzas Armadas había escogido el SIM para progresar en rango y en lo económico. Ni siquiera me llamó por mi nombre de pila. Me dijo:

—Doctor, quiero hablar con usted algo importante. Es tan importante que prefiero ir afuera.

Nos alejamos unos cuantos metros de la casa, y de golpe y porrazo, me dice:

—Quiero que ahora mismo me entregue al venezolano.

Una sensación de vértigo, mezcla de miedo y de horror, me sacudió el alma. Miré la cara a mi ex-amigo. Era mucho más joven que yo, pero parecía con diez años más. Tenía el rostro duro, y los ojos le brillaban en la oscuridad. Había llegado a un puesto prominente en el SIM por sus fechorías y crímenes.

Lo que no pudo ganar por su torpeza en la Academia Militar, lo ganaba con creces por asesino.

Pensé: «Entregarle al venezolano... ¿para qué? ¿Para matarlo, o, lo que es peor, para utilizarlo y después asesinarlo?». Decirle que no lo entregaba era como ladrarle a la luna. Algo había que hacer, y debía hacerlo rápidamente. Tenía que poner la mente ágil para resolver el problema. Era pasada la medianoche. En un rincón lleno de penumbras de un barrio lejano de la ciudad, yo conversaba con uno de los jefes del SIM. Este me reclamaba a un enfermo. Yo no sabía para qué, pero eso no importaba, pues para nada bueno sería.

Después de unos minutos, le dije:

—De noche no puede ser. Es un paranoico, sumamente desconfiado, y por nada del mundo saldrá a esta hora, sea con quien fuere.

Titubeó. El miembro del SIM me respondió:

—Espere un momento. Voy a consultar por radioteléfono con mi superior.

Este no estaba en su oficina. Luego llamó a otro lugar: era al despacho particular de Trujillo. Allí permanecieron ambos planeando no sé qué tragicomedia, y el actor principal iba a ser el pobre loco venezolano.

Después de un largo rato consintieron en que sería buscado al amanecer. Había ganado la partida, pues mis deseos eran esos: entregar al venezolano a plena luz del día, para que todo el personal y los enfermos del manicomio se enteraran.

Ni siquiera intenté ir a la cama. Tomé café y empecé a cavilar, a planear. Estaba inquieto. Jugar con el Servicio de Inteligencia de Trujillo no era una broma ni nada que se le pareciera.

No sé cuántas tazas de café tomé esa noche, ni cuántos cigarrillos pude fumar. Me maquinaba la mente. «¿Para qué querían al venezolano? ¿Para matar a Pérez Jiménez, a Batista, a Perón, a Rojas Pinilla? ¿Para qué? ¿Qué piensan hacer con él? ¿Para qué lo querían, Dios mío?».

Las preguntas me martillaban la conciencia. Pero no encontraba una respuesta lógica que satisficiera mi curiosidad.

Esa misma noche llega a mi casa el doctor Juan Read Encarnación, que entonces era Subdirector del sanatorio, y le planteo el problema. Él se hace también las mismas preguntas. Conversamos un rato y ya no podía más. Eran cerca de las dos de la madrugada y marcho hacia el manicomio. El fresco de la madrugada y la brisa fresca del mar me despejan un poco la mente y me alivian el dolor y la pesadez de cabeza que tenía. Me pregunto una y mil veces si me estoy haciendo cómplice de un crimen. ¿Qué debo hacer y qué puedo hacer? Solo había una respuesta a la pregunta que me repetía mil veces: no podía hacer nada. Nada. El venezolano estaba encerrado en un manicomio, y yo, como todos los dominicanos, en una gran cárcel que era nuestra Patria. Quería exonerarme de culpas y culpaba a la madre por no habérselo llevado del país, y culpaba al empleado de la Embajada de Venezuela, a quien le había hecho la advertencia. Yo iba a ser el culpable de la muerte de un pobre loco. Yo y solo yo. Nadie más. Lo único que había conseguido en mi intento era una pequeña prórroga: que se lo llevaran a la luz del día y con testigos. Nada más.

Detuve el automóvil cerca de Haina para recibir la brisa marina y ganar tiempo. Cuando empezó el amanecer, reanudé la marcha, lentamente. Ya la bruma de la noche había desaparecido cuando llegué al sanatorio. Recordé entonces mi llegada cuando asumí el cargo de Director, y me arrepentí de haberlo aceptado. Maldecía ese momento. Cuando estaba perdido en mis sueños, me dio los buenos días el portero, y me preguntó el por qué de mi llegada a tan temprana hora.

Mirándolo fijamente, le dije:

—Nada de lo que veas hoy, lo comentes con nadie.

Tragó saliva y bajó la cabeza. Me sentí feliz, porque había hecho un impacto. Así haría con todo el personal.

—Nada de lo que usted vea hoy, lo comente con nadie —repetí.

No había más nada que decir. Al buen entendedor, pocas palabras bastan, y los dominicanos, en la época de la Tiranía, siempre entendíamos muy bien.

Parecía un disco rayado. Ya me molestaba oírme. «Nada de lo que usted vea hoy, lo comente con nadie».

Todavía faltaba lo más importante: hablar con el venezolano y explicarle la situación. Durante meses él había ofrecido sus servicios a Trujillo y a su corte de asesinos para cualquier encomienda. Pero había llegado la hora. ¿Sería capaz de hacerlo después de varios meses de encierro manicomial, cuando mejoraba su estado mental, y había palpado que la dictadura de su ex-jefe en Venezuela era cosa de niños comparada con la de nuestro jefe dominicano?

Con la preocupación yo había olvidado la llave de mi oficina. Llamé al venezolano y nos fuimos debajo de un árbol a conversar, cosa que hacíamos con frecuencia. Medí mis palabras; hablé pausadamente. Yo hablo mucho y rápido y muchas veces en alta voz. Pero ahora estaba en una encrucijada, frente a una persona de inteligencia superdotada, con una paranoia que lo hacía mucho más inteligente, que también iba a medir sus palabras mucho mejor que yo. Ni siquiera me atreví a mirarle los ojos. Le dije:

—Venezolano: siempre le has ofrecido tus servicios a Trujillo, y ahora te necesitan. Te van a venir a buscar dentro de un rato.

Surgió una pausa de silencio, y entonces le miré el rostro por primera vez: había cambiado de color. No era la cara del altanero paranoico, bravucón que aspiraba a trabajar en el SIM a raíz de su ingreso en el manicomio. Ahora era una persona normal, que comprendía la gravedad de la situación y no porque peligrara su vida sino por la misión que sabía que le iban a encomendar. Con voz explosiva, me dijo:

—Iré.

Quedé estupefacto. Pensé: ¿Cómo decirle que no lo haga, que prefiera morir a cumplir el trabajo encomendado? ¿Cómo decirle que escuchara su conciencia?

Fui con él a su habitación, y empezó a recoger sus pertenencias, arreglando su maleta, cuando un viejo enfermero le trajo un Cristo que su madre le había traído de Venezuela. Se arrodilló frente a él y musitó una oración en silencio. El enfermero y yo contemplábamos la escena. Rápidamente se levantó y le regaló la imagen al viejo enfermero que durante los meses de internamiento le había tratado como a un hijo. Lloraban los dos. Yo contemplaba la escena con la mente lejos, pensando en cómo disuadirlo, en convencerlo de que no aceptara y prefiriera morir antes que matar a alguien para satisfacer la sed de sangre de un tirano. Pensaba en decirle que este no era su país, que este no era su dictador. Si yo cometía una imprudencia y él una indiscreción, peligraba mi vida. ¿Qué hacer, entonces?

Ya nos marchábamos. Cuando íbamos a salir por la parte trasera del manicomio, estaba estacionado un Volkswagen del SIM. Yo contaba los pasos, y esperaba alguna pregunta. Íbamos en silencio, cuando repentinamente, y casi con el aliento quemándome la cara, me dijo:

—¿Lo debo hacer, Doctor?

Era la pregunta que yo esperaba, y ya había preparado la respuesta; era una respuesta de lado, como la que ofrecen los esquizofrénicos. Le dije:

—Hace años que se pudre en una asquerosa celda un Médico de Puerto Plata. No es un loco y está aquí como tal. Tú lo conoces y sabes por qué está aquí. Él quiere para su Patria lo mejor: la libertad; vivir con dignidad, aunque le cueste la vida, y aún la vida de sus hijos, de su mujer y de sus hermanos. Tú sabes cómo vino a parar aquí. Él sabía que lo perseguían, que lo querían matar. Sin embargo, no se pudo negar a ver a un niño enfermo. Ese fue el señuelo. Lo apresaron, lo apalearon y lo trajeron aquí como si fuese un loco, sin ser loco. ¿Lo has oído tú alguna vez quejarse de algo? Se le prohíben las visitas de sus familiares. No le pueden mandar alimentos; incluso han venido varias veces a buscarlo para matarlo. ¿Lo has oído quejarse alguna vez?

—Lo entiendo, Doctor. Gracias.

Su voz estaba ronca. Me miró de hito en hito. Lo vi alejarse. Entonces pensé en lo que pasaría; en cómo reaccionaría mi enfermo que en ese instante no lo era. Yo había logrado que contemplara su realidad: la realidad del manicomio; que pensara en el Médico de Puerto Plata. Le había cambiado su pensamiento original, pero, a mi vez me preguntaba: «¿Qué van a hacer con él? ¿Qué puede suceder?».

Pasaron los días y un velo de silencio cayó sobre el venezolano. ¿Cómo saber alguna noticia? ¿Con quién informarme? Nadie me podía decir nada. La única solución estaba en preguntar al Servicio de Inteligencia Militar y eso yo jamás lo intentaría. La curiosidad era un grave delito durante el trujillato.

Pasada una semana, y cuando estaba en mi consultorio, llegó un paciente con el periódico de la tarde. A grandes titulares decía: DEMENTE VENEZOLANO SE FUGA DEL SANATORIO PSIQUIÁTRICO.

Fue tal mi estado de nerviosismo, que tuve que abandonar la consulta. La razón era un paciente grave. Aunque el más grave de todos mis pacientes era yo.

A los dos días, y encabezando los titulares del periódico de la mañana, se leía lo siguiente: DEMENTE VENEZOLANO DESARMA A UN SERENO.

El primer acto del drama había terminado. Un loco suelto y armado, y yo como cómplice de lo que iba a suceder. Faltaba el final de la tragedia. ¿Lo habían armado para qué, o para quién?

Una tarde, en junta de Médicos con un paciente grave, me encontré con el Dr. Manuel Tejada Florentino, quien fue asesinado un año después por Trujillo. Gran hombre, con fibras de Luperón en las venas; gran Médico y gran amigo, me cuenta del asilo en la Embajada de Venezuela de un grupo de personas. Me dio los nombres. Todos, en su mayoría, eran amigos míos y algunos hasta íntimos. Ahora me explicaba claramente la situación. Un enfermo mental, que en una ocasión atacó a la Embajada, se fuga del manicomio. Está armado. Lo correcto era que el próximo paso fuera el de volver a la Embajada.

Le relato al Dr. Tejada Florentino todo lo que ha pasado. Nos preguntamos: ¿cómo enterar al Embajador de Venezuela de lo que está sucediendo? Sin embargo, ocurrió algo que no esperaba: la noticia llegó al plano internacional y los familiares del venezolano comenzaron a enviar telegramas, llamadas de larga distancia, desde Caracas, Miami y San Juan de Puerto Rico.

Todos los medios de comunicación estaban controlados por el SIM. Es imposible narrar la situación de aquellos días. No me importaba darles explicaciones a los familiares. Lo que quería era informar a los asilados en la Embajada de la situación que se estaba viviendo. Había que buscar gentes de toda confianza y de la mayor discreción posible. Manuel conspiraba y tenía sus amigos. Estos, por fin, llegaron a informar.

Pasaron los meses y no sucedió nada. O Trujillo cambió de planes o el venezolano se negó a hacerlo. Pensé que lo habían muerto. En el mundo de los gangsters se despacha al otro mundo a los que no son de utilidad. Ya mi loco no lo era, y esa Organización de Pompas Fúnebres llamada SIM debía haber cumplido su cometido.

Eran las primeras horas de la madrugada de un día cualquiera. Yo dormía plácidamente, cuando sonó el teléfono. Una voz desorbitada solicitaba mis servicios urgentemente. Era el teniente Hugo del Villar (El Tigre de Bonao), cancerbero de una cárcel de torturas situada en la calle 40, en Santo Domingo. Fue más tarde la famosa Cuarenta. Esto era entonces algo desconocido para mí. El teniente, con voz nerviosa, me pedía que fuera inmediatamente. No sabía cómo llegar allá, y me envió un psicópata para indicarme el camino. Lo seguí en mi vehículo por un estrecho camino. Llegamos a una casa al parecer de familia, en la que se habían hecho varios anexos. Tenía una luz mortecina en la entrada. No hice más que bajarme del auto, cuando contemplé el espectáculo. El teniente y dos militares más estaban apuntando con sendas ametralladoras al venezolano. Este, en un rincón de la primera habitación, con las manos en alto y sonreído, me dijo:

—Doctor, son unos asesinos vulgares, y por cobardes no se atreven a tirar. Si tiran, les hago tragar las ametralladoras a los tres. Se las hago tragar, pieza por pieza. Aprendí en el manicomio una lección y no les serví a estos canallas.

Los militares temblaban: estaban frente a una fiera humana. Entonces le ordené silencio al venezolano, y comencé a tratar de convencer al teniente de que me entregara al enfermo. Le dije:

—Creo que lo mejor será que me lo entregue. Se puede usted crear un problema con este loco peligroso. En el manicomio estará en su ambiente. Entréguemelo, por favor.

Después de una hora de lucha, al fin lo convencí.

—Tan pronto como usted se lo lleve, le informaré al coronel —dijo el oficial.

Nos dimos las gracias mutuamente: el teniente por salir de él y yo por habérmelo entregado.

Cuando marchábamos, el teniente me dijo, quedamente:

—Doctor, usted si es valiente. Andando solo con ese loco.

Pero cuando nos alejábamos, el venezolano, que había oído la expresión, agregó:

—No es que usted sea valiente; es que ellos son unos cobardes asesinos.

La tensión nerviosa a que fue sometido durante su permanencia en la cárcel La 40, hizo que su estado mental empeorara.

Cuando volvió al sanatorio, empezó a hacer planes para derrocar a Trujillo, contando con la colaboración mía y del personal del sanatorio. Entonces, cuando me negué, comenzó a alucinar. Creía que yo era el jefe del SIM y que recibía órdenes directas de Trujillo. No se dejaba ver de mí y me huía como el Demonio a la cruz. Incluso llegaba a amenazarme.

En esos días llegó mi cancelación como Director, y entonces el venezolano respiró. Dijo que yo iba a otros servicios más importantes.

A la muerte del tirano, su familia lo reclamó y marchó fuera del país. Pero no fue hacia Venezuela, donde él se creía perseguido.

En ocasiones he recibido sus cartas desde Panamá y México. Me solicita las novelas que escribió en el manicomio. Nunca las vi, pero él insiste en que yo las tengo. Su última misiva no tiene fecha ni dirección exacta. Viene de México. Empero tiene la oscura referencia de una barriada donde están ubicados los manicomios. Quizás el venezolano esté encerrado en alguno de ellos.

# La locura maníaco-depresiva

La psicosis del afecto es la enfermedad mental que menos síntomas de locura, en la verdadera acepción del vocablo, ofrece, y es la única que siempre se ha llamado locura. Locura periódica, locura circular, locura maníaca, locura melancólica.

El afecto varía en una gama que va desde la alegría a la tristeza.

Eunoxia es lo que llamamos al estado normal de afecto. Hacia arriba, en diferentes gradaciones, va la alegría, que podemos llamar normal. Nos alegramos por las cosas buenas de la vida y por muchas otras más. Esta puede salir de los límites de la normalidad y hacerse una alegría patológica con excitación y pérdida de la conciencia de realidad. Por el contrario, hacia abajo está la tristeza. Normalmente nos ponemos tristes por una mala noticia, como la muerte de un pariente cercano, así como por otros acontecimientos trágicos.

Cuando la tristeza aparece sin causa, es vital, y sin conciencia de ella, se hace anormal o patológica, y es la locura depresiva.

Depresión, melancolía. Antiguamente se estudiaban por separado. Kraepelin, el gran talento de la organización psiquiátrica, las unió en una sola enfermedad, y tenía razón.

Cierto tipo de personas (y para las escuelas *organicistas*, los gordos o con tendencia a la obesidad) tienen facilidades para ponerse tristes sin razón, y también de estar alegres en cualquier etapa de su vida, especialmente en los momentos cruciales de su fisiología, desarrollo sexual, embarazos, climaterio, menopausia y vejez. Son las dos formas imbricadas de una misma enfermedad: depresión y manía.

Pueden los pacientes presentar las dos formas de crisis; otros solo presentan una de las dos. Otra característica de esta enfermedad mental, es su presentación periódica y la remisión total de los síntomas sin presentar demencia después de las crisis.

En nuestro manicomio, los pacientes que más abundan son los esquizofrénicos, epilépticos y seniles. Los maníacos depresivos, enfermedad muy frecuente en la patología psiquiátrica, no eran numerosos, por la razón de que al término de su crisis volvían a su vida normal. Las crisis pueden ser de larga duración o cortas. Los medios a nuestro alcance actualmente son el acortar la duración de estas. Posteriormente se aplica un tratamiento de sostén para tratar de evitar la reaparición de nuevas crisis. Por lo general, los enfermos, al desaparecer los síntomas mentales, abandonan todo tratamiento, yendo esto en perjuicio de ellos. Los pocos maníacos depresivos que continúan tratándose, aún curada la crisis, tienen la ventaja de que al reaparecer de nuevo los síntomas el Psiquiatra puede yugularlos con los medios modernos de la terapéutica psiquiátrica.

# La tristeza invade el manicomio

Hipócrates, el gran maestro de la medicina antigua, hablaba de la bilis. Para él la bilis negra o atrabilis producía las enfermedades mentales y en especial la melancolía. La idea atrabiliaria de las enfermedades mentales persistió durante siglos; cambió luego hacia los humores, hacia las ideas mágicas de sangre aceitosa y de sulfuro en la sangre como fenómenos químicos causales de la melancolía.

Este síndrome mental de la esfera afectiva del humano, gran filón para el estudio de los psicólogos, sigue en la actualidad su curso químico como en la época hipocrática.

Ya no se busca el atrabilis, pero sí se trabaja en un elemento químico que existe en el organismo: la Monoaminooxidasa. Se han encontrado alteraciones de esta substancia en la mayoría de los melancólicos. Es la gran paradoja de la Psiquiatría: Química y Psicología. Los derivados de la Fenotiazina alteran el curso de una esquizofrenia, y los inhibidores de la Monoaminooxidasa acortan un cuadro depresivo. Estos últimos se utilizan en los trastornos de la conducta del retrasado mental, y algunos autores alegan que los mejora.

Ácido glutámico para producir inteligencia. Falso, dicen algunos. Poca cantidad, dicen otros. Química y Psicología, el gran antagonismo. Enemigos naturales en su empeño por llegar al meollo de la anormalidad mental. Enemigos en una lucha por un solo fin: la curación del loco y del nervioso, del que convulsiona y del triste.

Los *psicologistas* no lo dicen, pero lo piensan. Ojalá que sean ellos los primeros en llegar a la solución. A su vez, los químicos también sueñan con que sean los psicólogos los primeros en resolver el gran problema.

¿Se llegará algún día a la verdad suprema? Esa es la gran interrogante.

Mientras tanto, se sigue avanzando. Por momentos, como enanos; por momentos, como gigantes.

Entremos en el mundo de los tristes.

Teníamos un pequeño sector para los depresivos. Todos se curan; unos, más pronto; otros, tardíamente. Pero había algo que era obligatorio evitar por todos los medios: el suicidio.

# Una apuesta macabra

Antes de mi entrada en la dirección del manicomio, me había jactado de que ningún depresivo bajo tratamiento a mi cargo, se había suicidado. Era un timbre de orgullo en mis años de ejercer la Psiquiatría. No eran muchos, pero los suficientes para sentir halagada mi vanidad.

Cuando hube terminado mis estudios en España, uno de mis profesores me deseaba suerte en el ejercicio de mi especialidad, y me decía:

—Ojalá que los primeros pacientes que veas y trates, sean depresivos. Son relativamente los más fáciles de curar, pero si tienen ideas suicidas, quédate con ellos aunque sea las 24 horas del día, hasta que estas desaparezcan.

No había olvidado las palabras de mi profesor. Me empeñaba más y más en cuidar a mis depresivos, y hasta ahora nada había sucedido.

Un viernes (no quiero recordar la fecha) ingresa, casi a la partida nuestra del sanatorio, un paciente. Era bajo, regordete. Se sentía culpable de hechos no cometidos. Según él era un portador de desgracias y quería desaparecer de la faz de la tierra para no seguir causando daños. Repetía:

—Debo morir; ya mi suerte está echada. No quiero ni debo seguir viviendo. Estoy de más en el mundo.

Sentimientos de culpa, de insuficiencia.

—Mi familia me cree loco y por eso me trae al manicomio —volvía a decir.

Comienzo la entrevista psiquiátrica. Bullen en su mente enferma todas las ideas depresivas que harían una antología de la depresión, y, sobre todo, su huida, la gran huida, la escapada universal: morir para desaparecer así del mundo.

—Así descansan mis hijos, mi mujer y todos los que me rodean. Así descansaré yo —volvía a decir.

Se lleva a aislamiento, a una celda, totalmente desnudo. No se le deja nada; ningún instrumento con el cual pueda hacerse daño. Se queda en la estrecha e incómoda celda. Personalmente lo revisé todo y lo acompañé, asegurándome de que se habían cumplido mis órdenes.

El enfermero cerraba con doble llave. En el mismo instante el paciente se levanta de su camastro, y manoteando mi rostro, me dice:

—Le apuesto a que antes del domingo, rezará por mí.

No olvidé sus últimas palabras, como no había olvidado las palabras de mi profesor, y sonreí. En mis adentros, me dije: «Está casada la apuesta. Estarás vivo aunque no lo quieras. Y aún hasta que desaparezca la enfermedad que te hace pensar así».

Le dimos un electrochoque. Ese día, el sábado, se le repitió. El E. S. es el tratamiento indicado para los depresivos suicidas.

Cuando termino mi trabajo el sábado y me preparo para marcharme, voy a visitar a mi paciente. Debo cuidarlo; debo evitar lo que prometió. Ya había pasado el efecto del E. S. Me mira con el rabillo del ojo y pienso que dura todavía el efecto del tratamiento convulsivo que produce desorientación. Cuando me marcho, con voz lenta, pausada, me dice:

—Doctor, la apuesta sigue en pie. Si va usted a misa el domingo, rece por mí.

Algo molesto, le contesté:

—Si quieres matarte, te tendrás que encomendar a Santa Rita, y no creo que esta Santa te pueda complacer. Matarse va contra la ley de Dios.

Llamé al mayordomo y recomendé una vigilancia completa, de día y de noche. El domingo temprano en la mañana iría a verlo, nuevamente.

Ese sábado en la noche asistí a una fiesta con unos amigos y colegas. Era reunión de Médicos. Los temas eran relacionados con la profesión. Les conté de la apuesta con mi paciente; aseguré que su promesa no la llevaría a cabo, y me sentía optimista.

Uno de los Médicos, compañero de especialidad, difería de mi criterio. Tenía más experiencia que yo, y me decía:

—Buscará cualquier forma de hacerlo, pero lo hará.

Le rebatí, pero la discusión se perdió en otros temas.

Era domingo, como cualquier otro domingo de mi tierra. El personal de mi clínica privada, donde vivía, escuchaba por la radio el sorteo de la Lotería Nacional. No solamente el personal sino también mis pacientes escuchaban la rifa. Cuando me vestía para marchar hacia el sanatorio, llega un enfermero del manicomio, jadeante, asustado, y con voz en cuello, me dijo:

—Lo hizo, Doctor; lo hizo.

Sin pensarlo y a medio vestir, marché hacia el manicomio. ¿Cómo, cómo lo hizo?, me preguntaba. También le hice esa pregunta al enfermero.

—No sé, pero está muerto; está muerto en su celda; esperan por usted para abrirla. Nadie se ha atrevido hacerlo.

Hemos avisado al Fiscal. Yo me pasé la noche frente a él. Le juro que no dormí.

Yo le creí. Era de los pocos enfermeros honestos y responsables que tenía. Sabía que decía la verdad.

Detuve mi coche junto al pabellón de aislamiento. Antes de bajarme y en voz alta, le pedí al mayordomo la llave de la celda del suicida.

Estaba desnudo y ya comenzaba a presentar la rigidez cadavérica. Busqué en el cuello señales de ahorcamiento, pero no las encontré. Evidentemente no podía ser.

Un enfermo que había entrado en la celda conmigo, me dijo:

—Mírele la boca y las fosas nasales, Doctor.

Entonces comprendí. A simple vista no se notaba. Se había taponado la boca y la nariz con los restos de guata que habían quedado como residuos de la colcha que él había desmigajado.

Perdió la vida, pero ganó la apuesta.

## Los maníacos

—«Si van a buscar a mis familiares locos, por lo menos hay que llevar un par de camiones; todos están como cabras; el único cuerdo soy yo y necesito hablar con el Jefe para que me nombre Jefe de las Fuerzas Armadas, y lo primero que haré será ahorcarlos a todos, aunque no son mala gente; tal vez los perdone. Ahora, si el Doctor me consigue un empleíto aquí, me quedaría con gusto, siempre y cuando no me pongan las corrientes; no las resisto porque sufro del corazón; además, no me importa que me las den. Mi familia entera es más loca que yo».

Así hablaba uno de mis pacientes en crisis maníaca; las palabras le salían a borbotones. Es lo que los Psiquiatras llamamos Logorrea. Además, cambiaba el tema continuamente. Un paciente epiléptico decía que él pensaba en voz alta.

Por momentos, altanero, y al segundo, cambiaba a una humildad franciscana. Continuamente le daba vueltas a toda la periferia del sanatorio. Solo una enferma le ganaba en cuanto a caminatas. Los enfermos la llamaban «La Guinea». Siempre andaba con sus maletas con la idea de marcharse, cosa que solo conseguía cuando remitían sus síntomas mentales.

Ambos padecían la misma enfermedad: Locura maníaca depresiva en fase maníaca; eran pacientes habituales del sanatorio; por lo menos una vez al año ingresaban, pasaban pocos meses y en alguna que otra ocasión solo semanas. Marchaban para volver al año siguiente; casi siempre ambos coincidían en la fecha de ingreso.

Ureñita me enviaba unas cartas kilométricas, que en sus pocos momentos de reposo escribía. El contenido, imposible de describir. A cada línea un tema nuevo; por momentos me consideraba un apóstol y luego un macorisano chismoso. En algunas ocasiones me agredía de palabras y al minuto venía a pedir excusas. «Soy un loco, Doctor; perdóneme, mi mente está como una veleta; los E. S. no me hacen efecto, póngame un par de mellizas, o mejor, no; póngame un E. S. o mejor déjelo para mañana». Se marchaba a toda prisa, algunas veces sonreído; otras veces maldiciendo a todo el personal del sanatorio.

Todos mis pacientes maníacos iban y venían: Ureñita, La Guinea, Ana la Española; pero había una que nunca fue dada de alta. Era un caso raro de maníaca crónica. Era la gran señora del manicomio; autoritaria, dominante y también comerciante; tenía un puesto de café colado y cigarrillos; vendía a crédito a todo el personal del manicomio, empleados y enfermos y todos pagaban puntualmente sus deudas so pena de armar la de Troya.

Cuando ingresé a la dirección del sanatorio, durante varios meses revisé el fichero de cada enfermo, con entrevistas psiquiátricas en mi oficina. Hubo una excepción: La Pichirili, nombre con el cual era conocida nuestra paciente. No valieron amenazas. «Que venga él aquí, si quiere verme; la gente de San Juan no se le humilla a nadie».

Tuve que dar mi brazo a torcer. Una mañana fui a tomar café a su tienducha, enclavada entre dos pabellones. Como una concesión especial me dio café recién colado, aunque me cobró el doble.

La Pichirili frisaba en los cincuenta años; llevaba más de diez internada. En una ocasión le pusieron trementina como absceso de fijación en las piernas y no pudo volver a caminar más que acompañada de muletas. Por eso odiaba todo lo que fuera médico y medicina, en especial los Médicos del manicomio.

—Estoy tullida por culpa de la maldita trementina; yo era una de las mujeres más hermosas de San Juan y ¿ahora qué soy? «Una maldita coja».

Decidí ganarme el afecto de La Pichirili, pero fue en vano. Iba todos los días a tomar café y me recibía con injurias e insultos a granel. Los enfermeros e incluso mis locos, le hablaban sobre el poco respeto que tenía por el Director y como respuesta los insultos se cargaban de procacidad.

Rayos y truenos para el paciente que no le pagara sus cuentas a La Pichirili. Su voz retumbaba unos cuantos kilómetros a la redonda. En mi oficina se hacía prácticamente imposible trabajar. ¿Y cómo hacerla callar? Era preferible irse a trabajar a otro sitio del sanatorio. En una ocasión intenté hacerla callar y la emprendió contra mí en forma tal, que a la mañana siguiente, cuando fui a tomar café donde ella, se negó a servirme. «No le sirvo a turcos insignificantes», me dijo, torciendo la vista.

El problema de La Pichirili eran sus cuentas. Daba al crédito un café y cobraba dos; la otra, la forma escandalosa de cobrar.

Ya no pude más y la hice mudar fuera del alcance de mi vista y también de mis oídos.

Su agresión hacia mí se multiplicó. En las dos semanas siguientes a su mudanza perdió la voz de tantos gritos e insultos contra mi persona. El amago de amistad entre La Pichirili y yo se había perdido. Se negó a venderme café y cigarrillos y cuando pasaba cerca de su tienda, ella, sentada en una poltrona fabricada especialmente para ella, detrás de un pequeño mostrador, me cortaba los ojos. No bien le había dado la espalda, comenzaba a injuriarme con violencia. Yo había perdido las esperanzas de reconciliarme con La Pichirili.

Y así pasaron los años. Amamantaba más y más su odio contra mí.

Nace un niño en el sanatorio, hijo de una enferma que muere en el parto. El padre, algún enfermo; no se sabe quién.

Lo llevamos al hospital de San Cristóbal donde lo atienden durante un mes. Al cabo de ese tiempo nos avisan que vayamos a buscarlo. Converso con el Director y le planteo el problema de volverlo a llevar al manicomio. Algún matrimonio sin hijos que lo quiera. Hablo con las monjitas del hospital y siempre una negativa. Es un hijo de locos y nadie lo quiere. Siempre la maldita herencia.

Regreso al manicomio con el niño, y me pregunto: ¿Quién lo cuidará? ¿Quién se hará cargo de él?

Se lo entrego a las enfermeras, sobrecargadas de trabajo. Todas las noches queda una sola enfermera para mis quinientos locos y ahora, además, un niño recién nacido que atender.

Era algo imposible. Había que buscar una enferma que estuviera mejorando de su estado mental para que atendiera a la criatura.

Esa mañana recibí en mi oficina una extraña visita. Arrastrándose con sus muletas, llegaba por primera vez en dos años, La Pichirili, a mi consultorio.

Venía, según ella, a informarme que en su tienda tenía cigarrillos rubios de mi marca preferida y que podía, haciendo una concesión especial para mí, dármelos a crédito. Hablamos de varios temas; de su vida en San Juan, de su vida en el manicomio, de cómo perdió su pierna derecha. En fin, agotamos todos los temas.

Todavía no salía de mi sorpresa, cuando al despedirse me dice:

—Por ahí hay un niño huérfano. Si usted quiere, yo lo puedo atender.

La que había entrado hoy a mi consultorio no era La Pichirili; era otra persona. Sosegada, midiendo sus palabras, aunque hiciera un esfuerzo para eso.

Llamé a un enfermero para que la ayudara a llegar a su tienda y al mismo tiempo le dije: «Dígale a la enfermera que le entregue el niño a La Pichirili». Esta se devuelve y me dice: «No le va a pesar, Doctor. Lo voy a criar como un hijo de ricos. Usted será su padrino».

El niño fue la transformación de La Pichirili, aunque siguiera tan enferma como a su ingreso. Leche en polvo, vitaminas y todo el cuido que se le da a un niño; eso hacía ella con Simón Bolívar, nombre con que fue bautizado. La idea partió del venezolano, que, según las malas lenguas de mis locas, era el padre.

El gran problema fue que La Pichirili, para el cuido del niño, aumentó la cuenta de los cafés no tomados.

Un café a crédito, se convertía como por arte de magia en tres, en la cuenta de ella.

Las discusiones entre La Pichirili y su clientela se hicieron más frecuentes, pero todos pagaban o se hundía el manicomio. Mientras tanto, Simón Bolívar engordaba y se hacía un robusto y rollizo niño.

Para mí se abrió un crédito especial de café, no para cigarrillos. El café costaba dos centavos la taza.

Cuando La Pichirili fue dada de alta, mi cuenta andaba por los ochocientos pesos.

Todos los meses La Pichirili viene de San Juan de la Maguana a mi consultorio a buscar algún abono a su cuenta, abono al cual no puedo negarme. Siempre trae a mi ahijado Simón Bolívar.

Cuando se marcha, ella me mira con sus ojos grandes y pícaros y me dice:

—Para algo somos compadres, Doctor.

# Epilepsia

«Una calle de un pueblo de Oriente. Una multitud de gentes, y entre ellos un padre ansioso con un hijo único, epiléptico. El padre había consultado a todos los Médicos del pueblo, y aún había recurrido a un especialista de Jerusalem, la ciudad capital.

«Por fin había implorado a los discípulos del milagroso Jesús de Nazaret, pero todo había sido en vano. La última esperanza había desaparecido para él. Pero en la calle del pueblo aparecía ahora el mismo Jesús, seguido por una multitud de discípulos reverentes y de pueblerinos curiosos. Tomando a su hijo por la mano, el padre se adelantó rápidamente hacia el Maestro y repitió su historia tantas veces contada. Dijo:

—«En un momento un espíritu se apodera de él y repentinamente grita y lo sacude, hasta que le sale espuma por la boca y lo deja intensamente magullado después de una fuerte lucha.

«Mientras el padre hablaba, el niño, para confirmar sus palabras, profirió un gemido suspiroso, balbuceante, y su cuerpo se puso rígido, y mientras los pueblerinos retrocedían con temor, cayó al suelo, donde los movimientos convulsivos levantaron una nube de polvo que no pudieron impedir el sudor y la saliva sanguinolenta del muchacho y las lágrimas del padre.

«Luego Jesús, mirando al niño epiléptico con compasión y sin mezcla de temores, ahuyentó el mal espíritu. Los movimientos cesaron rápidamente, la conciencia volvió a iluminar los ojos del muchacho, y mirando la cara comprensiva y amiga de Cristo, padre e hijo comenzaron nuevamente a tener esperanza.

«Mientras la multitud se dispersaba, algunos se aproximaron y escupieron al niño como una precaución contra el mal espíritu.

«De aquí el nombre de Morbus Insputatus (enfermedad esputativa)».

*San Lucas*

## «LA GOTA», PALABRA MALDITA

Epilepsia, Morbus Insputatus, Enfermedad de los Comicios, Enfermedad Sagrada, Enfermedad Diabólica, Morbus, Foedus, Morbus Herculi.

La gota, vocablo que corresponde a otra enfermedad, es usado en nuestro país para señalar los ataques epilépticos. La gota, palabra maldita.

Ya no escupimos cuando vemos una persona con el ataque, pero sí la contemplamos con una mezcla de pena, asco y temor, como si fuera un perro hidrófobo.

Es un humano que convulsiona, que se golpea con violencia, que mezcla su saliva sanguinolenta con el polvo de la calle y nadie le presta ayuda. ¿Es que todavía creemos en la posesión diabólica?

Creo, sin temor a equivocarme, que en nuestro país más del 80% de la población cree en la contagiosidad de la epilepsia. En una encuesta que practiqué hace algún tiempo en dos hospitales generales de esta ciudad, el sesenta por ciento de las enfermeras creía en la contagiosidad; al otro cuarenta por ciento le producía asco y miedo.

Es una realidad cruda y cruel. A veinte siglos de historia, la epilepsia sigue siendo la Cenicienta de las enfermedades; sigue siendo una historia de posesión diabólica y miedo irracional al contagio.

No hace mucho tiempo, y para ser más exactos, en 1929, el Médico alemán Hans Berger descubrió que el cerebro tenía electricidad como la tenía el corazón, aunque en menor intensidad.

Inventa el electroencefalógrafo, que recoge estas ondas eléctricas en papel, y descubre que no todos los humanos las tienen igual. Es el mismo mecanismo del electrocardiógrafo.

Cuando el corazón está enfermo, la onda eléctrica se altera. Cuando el hombre convulsiona, aparece un tipo de onda diferente al normal; cuando el hombre duerme, también se altera la onda; cuando abre los ojos y los cierra, se altera también la onda.

Es el gran avance de la Medicina hacia el territorio prohibido de la epilepsia. El adelanto de veinte años quema las etapas de veinte siglos. Se descubren muchas cosas, entre ellas, que la vulgar jaqueca es prima hermana de la epilepsia. El jaquecoso puede despreciar al epiléptico, pero está a un paso de este, e incluso puede convulsionar en un momento dado de su vida.

Comienza a abrirse un nuevo mundo para los epilépticos. La epilepsia es una tormenta cerebral. ¿Por qué?, se preguntan los investigadores. Hay un problema físico-químico todavía sin solución. Hay un detalle curioso: hijos epilépticos con electroencefalografía anormal, tienen padres sin síntomas de la enfermedad, pero con trazados también anormales.

¿Por qué unos hacen convulsiones y otros no? Esta es la pregunta que se siguen haciendo. ¿Cuál es el mecanismo de producción de la crisis? Todavía quedan muchas cosas por saber. ¿Es hereditaria? Las estadísticas de los norteamericanos ofrecen lo siguiente: Por cada treinta y seis hijos de epilépticos, uno puede presentar ataques o tener un trazado del electroencefalógrafo anormal.

¿Se debe casar un epiléptico y tener hijos? Sí. Y la respuesta no la doy yo, sino la Liga Internacional Contra la Epilepsia, que reúne a los más notables Neurólogos y Psiquiatras del mundo, especialistas en esta enfermedad. El epiléptico procrea hijos enfermos, casi en la misma proporción que los podrían dar matrimonios sanos.

Anteriormente hablé de Neurólogos y Psiquiatras. Ambos se disputan esta enfermedad. La epilepsia es la frontera que divide estas especialidades de la Medicina. El que padece esta enfermedad puede ir tanto donde uno como a otro. Cuando es síntoma de algún trastorno cerebral, la atiende el neurólogo; cuando presenta convulsión con trastorno mental, es el Psiquiatra.

Alguien llamó al electroencefalógrafo de Berger un aparato del neurólogo que usa el Psiquiatra. Realmente los dos lo necesitan, y el uso por ambos se debe única y exclusivamente a la epilepsia.

Esta enfermedad no solamente se presenta con convulsiones, sino que también adopta otras formas clínicas. A «La gota» la llamamos el Gran Mal. Pero existe también el Pequeño Mal que se presenta en forma de desmayos de corta duración, algunas veces acompañados de ligero temblor en la cara. En ambas formas de crisis, la característica principal es la pérdida de la conciencia.

Existe también lo que los Psiquiatras llamamos estados crepusculares, en que el paciente presenta un trastorno mental transitorio de más o menos corta duración. Muchas veces este amerita el internamiento del epiléptico en el manicomio.

La mayoría de los epilépticos que ingresan en el sanatorio son por demencia epiléptica o por trastornos de la conducta. Casi siempre esto es debido a un tratamiento anticonvulsivo mal practicado o a no hacerse tratamiento.

Con las caídas frecuentes sufren traumatismos del cráneo, que van lesionando lenta y progresivamente el intelecto de los pacientes, terminando estos en demencia. Casi todos mis epilépticos, huéspedes habituales del manicomio, no se trataban sus convulsiones, y si lo hacían era irregularmente o abusaban del alcohol. En conclusión: hay humanos que tienen facilidad para convulsionar; otros, no. El por qué de que en un momento dado convulsionan, no se sabe todavía. Empero, hay medicamentos para evitar esta crisis. Los doctores Merrit y Putnan descubrieron el difenilhidantoniato de sodio, conocido en el mercado farmacéutico como Epamin. Tomándolo con regularidad, se evitan los ataques convulsivos. Es el segundo gran avance en el sentido del tratamiento de esta enfermedad.

Después han llegado medicamentos que mejoran ese Pequeño Mal, y los trastornos mentales de los epilépticos. Para el deterioro intelectual todavía no hay nada, pero sí una cosa fundamental: atender su enfermedad a tiempo, tomar su medicación anticonvulsivante y una vida sana, y nunca llegará a la demencia.

Existen en todo el mundo organizaciones para el estudio de esta enfermedad. Una de ellas es la Liga Internacional Contra la Epilepsia, que agrupa a un numeroso equipo de Médicos dedicados única y exclusivamente al estudio global de esta enfermedad. Ya no solo se trabaja en la preparación de medicamentos que eviten la convulsión, sino también en descubrir el fenómeno físico-químico que estimula la crisis convulsiva.

El tratamiento actual no se reduce a decirle al enfermo que tomando las pastillas durante toda la vida evitará los ataques. Es una solución muy simple para una enfermedad muy compleja y temida; es devolver al epiléptico a la sociedad, hacer ver a los sanos que no pasa de una tormenta cerebral la tan odiada crisis; que la baba hedionda sanguinolenta no es más que saliva que enrojece con las mordidas de la lengua y carrillos de los pobres enfermos.

Ayudemos al epiléptico a volver a la sociedad. Su inadaptación no es culpa de él sino de nosotros. Hasta los locos los desprecian. Su comportamiento hasta en el mismo manicomio deja mucho que desear. Se convierte en un solitario y, por ende, en un antisocial, y odia a todos, a sus familiares e incluso a él mismo.

Es increíble que el epiléptico de nuestro siglo se destruya cuando en siglos anteriores y más atrasados que el nuestro, fueron grandes hombres, a pesar de su epilepsia o debido a su epilepsia. Julio César, Mahoma, Pedro el Grande, Byron, Dostoievski, fueron epilépticos. En el amplio espectro de los trastornos mentales, los epilépticos están en un plano más inferior.

Antes de terminar este capítulo, cito unas palabras del doctor Guillermo Gordon Lennox, uno de los más notables epileptólogos del mundo, y durante muchos años presidente de la Liga Internacional contra la Epilepsia:

> Hallar las causas de la epilepsia es el primer paso para encontrar nuevos métodos de tratamiento. Existen ciertos elementos auxiliares que han sido utilizados con éxito por todos los prácticos del arte de curar, y que han contribuido a ayudar a los enfermos durante las épocas oscuras, mientras se esperaba la aparición de la medicina moderna. Estos elementos

auxiliares, verdaderas medicinas mágicas, se titulan Fe y Esperanza. Cristo las administró con resultados milagrosos. Pero él también dijo a sus continuadores: 'Mayores obras que las que hago, harán ustedes'. Después de fatigosos años de espera, ya están aquí 'las mejores obras', que fortifican y justifican la fe. Cristo dio alivio y esperanza a unos pocos epilépticos; los Médicos hacen hoy lo mismo con miles de enfermos.

## Más ladrón que loco

—«Yo soy más ladrón que loco. Esto último lo uso como medio de evitar la cárcel. Además, tengo preferencia por Nigua. Aquí tengo muchos amigos, como usted, Doctor. En la cárcel de La Victoria no me quiere nadie».

Así se expresaba un paciente muy conocido por todos en el manicomio. Le llamaban El Bizco, por un marcado estrabismo de ambos ojos. Era oriundo del Sur de la República, y cada vez que cometía un robo era conducido al sanatorio. Tenía más antecedentes manicomiales que de presidiario. Su historia clínica informaba que padecía retraso mental leve con crisis epilépticas. Parece ser que tan pronto como cometió su primer hecho delictivo, fue conducido a Nigua por presentar síntomas mentales, y siempre que realizaba cualquier fechoría, cosa muy frecuente, lo conducían al manicomio.

A cada ingreso de El Bizco al manicomio se creaba una tensión no solo en los enfermos sino también en el personal del establecimiento. Al día siguiente comenzaban a desaparecer las cosas como por arte de magia. Zapatos de enfermos, carteras de enfermeros y todo lo contante y sonante que encontraba a su paso, se esfumaba.

En una ocasión en que dejé por poco tiempo mi oficina abierta, desaparecieron el jabón, la toalla del lavabo y mi bata de Médico. Todo fue por causa de El Bizco, aparte de que este ingirió además mi desayuno. Pocos minutos después El Bizco se paseaba con una camisa inmaculadamente blanca: era mi bata convertida por obra de un artista en una simple camisa.

Enojado, mandé a encerrarlo en una celda, y el mayordomo me dijo que no valía la pena, pues no tardaba ni media hora en salirse con la suya, y de la celda también, con ganzúas que nadie había podido descubrir dónde las conseguía.

Lo amonesté seriamente y prometió no delinquir más, asegurándome que el perdón que yo le daba sería gratificado. Y, en efecto, al cabo de unos pocos minutos El Bizco me trajo un cargamento de hermosos aguacates gigantes.

Indagué su procedencia, y me contestó que se los regaló el vecino. *El vecino* era nada menos que la hacienda de Trujillo.

Yo quería evitar a cualquier precio el roce del personal y enfermos del sanatorio con los empleados de dicha finca, e insistí de nuevo con el mayordomo en la conveniencia de aislar a El Bizco.

Su respuesta fue la siguiente:

—Doctor, de todos los locos que pasan para aquel lado, al único que nunca han descubierto es a ese gato. La única solución es darle de alta.

Sin embargo, preferí dejarlo en el sanatorio, a fin de estudiar algo más su personalidad y el trastorno que presentaba.

En el estudio que le hice, él me refirió que nunca aceptó en su niñez un solo centavo de su padre, y que le producía más placer robárselo.

Fue a la escuela, pero no aprendió ni el abecedario. Y cuando le comenzaron sus ataques de La gota, no volvió más a ella. Su padre nunca informó a la policía de sus fechorías, hasta que robó en un comercio, a los quince años.

En esta ocasión fue conducido a un reformatorio, de donde escapó a los pocos días, cargando con medio establecimiento a cuestas: sábanas, ropas de compañeros y todo lo que pudo conseguir en efectivo.

A los diez y seis años fue por primera vez a la cárcel de La Victoria. Allí hizo un estado crepuscular epiléptico, y se le condujo a Nigua.

Desde entonces, cada vez que cometía algún delito, era llevado a nuestro establecimiento.

Cuando se aburría optaba por la fuga o era dado de alta.

El hecho de verlo el Director en entrevistas psiquiátricas varias veces por semana, contribuyó a que El Bizco se considerara un personaje importante en el sanatorio.

Los robos se multiplicaban y vivía constantemente subido en las matas de mangos y cocos, tumbando dichas frutas para luego venderlas.

Había establecido un negocio. Todas las mañanas llegaban camionetas a la puerta del manicomio a comprarle a El Bizco la producción del día.

Cuando me enteré, lo llamé a mi oficina y le informé que tenía que darme un porcentaje de los beneficios, a fin de ayudar a los restantes enfermos. Se quejó de esta medida, diciéndome que me parecía a alguien que exigía un por ciento en los negocios estatales. (Se refería a Trujillo, pero no mencionó su nombre).

No exigí, sino que le rogué, y decidimos hacer el negocio a medias. Así se realizó el contrato verbal. Ya los camiones podían entrar en el sanatorio a buscar las frutas con autorización mía, y el encargado de cobrarlas era yo.

El Bizco se pasaba la mayor parte del tiempo en la copa de los árboles, y mientras yo vendía los frutos, todo el dinero se le suministraba en alimentos a los enfermos.

Una mañana llegó un miembro del Ejército Nacional al sanatorio. Estaba violento. Era de los empleados de la finca del vecino. Me dijo:

—Vaya usted en seguida a recoger a un maldito loco, antes de que se entere el Jefe.

Sin descender de nuestro vehículo, marchamos hacia la finca. Íbamos preocupados, y no queríamos ningún problema con *El Benefactor* y su finca.

Al llegar encontramos a un grupo de hombres armados, que rodeaban a un enfermo de los nuestros. Estaba tirado en el suelo, y pensé que habían podido herirlo. Me mordía los labios para no cometer un exabrupto que empeorara la situación.

Tendido en la tierra estaba El Bizco, chorreando leche por la boca y con el vientre abultado a causa de la indigestión.

Nos manchó a todos al levantarlo para introducirlo en el vehículo. Cada vez que intentaba hablar, salían borbotones de leche por su boca. Aquello no era vómito sino regurgitación de leche continua.

Al llegar al sanatorio tuvimos que bajarlo en camilla para llevarlo a la cama. Durante todo el día estuvo expulsando leche por la boca y la nariz. Al día siguiente presentó un cuadro diarreico febril y nuestro clínico tuvo que hacerse cargo del caso.

Días después, y ya en convalecencia, El Bizco nos contaba que quiso desayunar muy temprano y como no le servían hasta varias horas después, decidió hacerlo en la finca del vecino. Se llevó consigo una vasija de hojalata para ordeñar a una de las vacas suizas, y como esta era muy pequeña, prefirió beber la leche directamente de la ubre, agotando totalmente la leche de un ordeño de una de las mejores vacas del mundo, propiedad del Benefactor.

Pasaron los meses. Un día de Nochebuena, como siempre, aparte de un insignificante extra económico que nos suministraba Salud Pública para festejar esa fecha y alguno que otro regalo enviado por el Padre Wheaton, nadie recordaba a mis 500 locos.

Ya se había repartido el almuerzo, que consistía en lechón asado y una dosis reducida de avellanas, nueces y dulces. Veíamos pasar camionetas rumbo al Leprocomio, conduciendo regalos de sociedades benéficas y de ricos filántropos. De pronto, entró en el manicomio una camioneta de un colmado capitalino.

—Al fin, alguien se acuerda de nosotros —dijo El Bizco, que se encontraba a mi lado.

Comenzó a descargar el vehículo. Jamones de York, cubetas de dulces, cajas de manzanas, fundas de higos. Pero nuestra alegría duró muy poco tiempo. Cuando el chofer me entregó la factura, la leí y comprendí el error: era para el Leprocomio, obsequio de la esposa del Benefactor. Se habían equivocado de camino. De nuevo a cargar. Todos, muy tristes, ayudamos en la penosa tarea de devolver lo que creíamos nuestro. Todos estábamos melancólicos, menos uno: El Bizco. Me miró con sus ojos extraviados y una sonrisa de picardía, señal a la que asentí con mi mirada.

Después de marchar la camioneta, había en el manicomio un cargamento de jamones, dulces, avellanas, nueces, manzanas, todo obsequio, no de la esposa de Trujillo sino regalos que El Bizco le había escatimado al vehículo.

—Déjelo para la noche vieja, que hoy estamos muy hartos —me dijo el donante.

—El día primero puedes fugarte, si quieres —le contesté.

# El amigo Bernardo

—Yo soy su amigo, Doctor, yo soy su amigo.

Con la típica perseverancia de un epiléptico, Bernardo me daba los buenos días y repetía una y mil veces su frase: yo soy su amigo, Doctor. Me estrechaba la mano y no la soltaba, seguía conmigo el curso de mi visita de rutina al sanatorio, tenía que hacer un esfuerzo para soltar mi mano, pero nunca despreciándolo. El pobre Bernardo estaba cargado de odio y rencor contra todo lo que le rodeaba por el desprecio con que siempre fue tratado. Su rostro lucía embrutecido por los ataques convulsivos y los golpes recibidos durante los ataques.

Mi amistad con Bernardo nació en los primeros días de mi ingreso. Lo vi tirado en el suelo en plena convulsión y lo ayudé a evitar que se golpeara. Al rato despertó desorientado, volvió a dormitar un rato y con violencia se levantó. Era casi un reflejo condicionado. Terminada su crisis, caminaba a la enfermería para que le atendieran las heridas.

Cuando alguien le dijo que esta vez no se había hecho daño porque el nuevo Director lo evitó, fue a darme las gracias y ahí quedó sellada nuestra amistad que hasta ahora perdura.

Era un gigante, como Bienvenido, el Americano y el Odioso Alemán, pero más lleno de carnes y más atlético. Era una figura impresionante, llena de horribles cicatrices por las caídas durante los ataques. Fuimos amigos hasta un límite: el tratamiento de su epilepsia. No la quería aceptar como enfermedad, y jamás tomó nada que pudiera parecer medicina. El único medicamento aceptable para él era el mercurocromo para sus heridas del rostro y partes del cuerpo. Mercurocromo y nada más.

Utilicé la persuasión, la amenaza; por último le rogué y no, no y no. «No me voy a hacer esclavo de unas pastillas. Mi mal es espiritual, me lo produjo una mujer que abandoné y tengo que aceptarlo».

Removí los cimientos del manicomio y no pude conseguir que Bernardo tomara su Epamin. La amistad conmigo era cosa aparte, pero tomar pastillas, jamás.

El comienzo del ataque del Gran Mal de Bernardo se iniciaba en una forma algo extraña. Comenzaba a cantar un ritmo monótono durante media hora, después iniciaba un baile que duraba otra media hora y luego caía en la convulsión. Antes de convulsionar se hacía peligroso y ningún enfermo podía acercársele so pena de ser golpeado. Es un estado de irresponsabilidad del epiléptico. Sin embargo, yo me le acercaba, le quitaba las piedras o el palo que llevaba y jamás Bernardo ni siquiera hizo el menor intento de agredirme. Nunca sentí temor de acercarme a Bernardo, porque aunque perdida su mente en toda su profundidad, veía en mí a alguien que en un momento de su vida le dio el afecto y cariño de que tanto necesitaba.

Bernardo tenía un gran enemigo: Z. C. Ambos eran de Higüey, pero los alejaba la enfermedad. Z. C. lo despreciaba por epiléptico y por inculto.

Bernardo, buenote, rudimentario, elemental, devolvía con creces ese desprecio con manotazos a granel, y en ocasiones con unas paleaduras que hacían permanecer en cama a Z. C., durante varios días.

Bernardo era el típico epiléptico que por ignorancia, por ideas primitivas y prelógicas de posesión demoníaca, se dejaba destruir por su enfermedad.

En mis visitas esporádicas al manicomio, voy a saludar siempre a Bernardo, ya espectro de lo que fue, delgado, encorvado, su mente demenciada por las frecuentes crisis. Solo recuerda dos cosas: que es mi amigo y que no va a tomar ninguna pastilla.

# El veterano

El Veterano era lo contrario del higüeyano. Bebedor inveterado, jugador y ladrón, nadie sabía cómo había llegado al manicomio, pero siempre coincidía con la fecha del pago. Los pacientes decían:

—Es raro que se acerque el 25 y no haya llegado El Veterano.

Era epiléptico y tomaba sus medicinas para frenar sus ataques, pero las destilerías del país eran pocas para saciar su sed de alcohol. Llegaba al manicomio, y, según sus propias declaraciones, era para desintoxicarse y conseguir pastillas, pues la situación económica «estaba dura» y no tenía dinero para comprarlas.

El higüeyano era simple, rudimentario. El Veterano era, exactamente, lo contrario. Huidizo, nunca daba el frente. Llegaba al manicomio y al otro día ya estaba ayudando a los enfermeros en la repartición de comida, en buscar a los pacientes para el electrochoque.

No sé de qué medios se las ingeniaba, pero conseguía comida especial. Pero llegaba la fecha del pago y ese era su gran día: aparecían unos dados tan pronto como yo daba la espalda, y a desbancar a los empleados y enfermos.

En varias ocasiones al pasar visita lo encontraba en aislamiento, encerrado. El informe de los enfermeros era que estaba peligroso, pero la realidad era otra: les había ganado el dinero jugando.

Hacía maravillas con las manos, y algunos decían que llevaba dados cargados. Realmente nunca le vi síntomas que ameritaran su ingreso en el manicomio. Después de enterarme de esta situación, lo llamé a mi oficina y conversé con él largamente. No le prohibí jugar, pero le puse condiciones. Le dije:

—Lo que le ganes a los pacientes me lo entregas; pero te puedes quedar con el dinero que pierdan los empleados.

Una mañana El Veterano llegó a mi consultorio y me entregó doce pesos y una lista de los pacientes que habían perdido ese dinero. Cuando se despedía de mí, me dio un paquete de ropas.

—Regálela usted a algún pobre loco; esto también me lo gané —me dijo.

Ese mediodía El Veterano se fugó del hospital.

El paquete contenía ropas de dos enfermeros novatos que habían perdido su cheque completo, sus ahorros y sus vestimentas a manos de un epiléptico de manos hábiles.

En presencia de un grupo de enfermeros, entre ellos los propios dueños, la ropa fue repartida entre mis locos. Era curioso ver la alegría de los enfermos que la recibían y la cara de tristeza de sus antiguos propietarios, que por temor al Director aceptaron esa ridícula situación. Nunca me sentí tan sádico como ese día. Entonces le hice una advertencia al mayordomo:

—Esa ropa regalada es obsequio del Director, y se la quiero ver puesta a los pacientes, a quienes se la regalé.

Durante meses, guayaberas de colores lucieron unos diez enfermos, para envidia y pena de los empleados que las perdieron en el juego.

A los pocos meses, y cerca de la fecha del pago, regresó El Veterano. Pensé que habría represalias y comencé a enterarme, no por los empleados, sino por los enfermos, y supe que se planeaba para el día 25 otra gran jugada de dados. Quise evitarla y mandé a buscar a El Veterano. Le pedí los dados y me los entregó. Satisfecho, consideré mi obra terminada.

El día 26 en la mañana, esperaba mi llegada el mayordomo. Estaba impaciente. Me informó que El Veterano se había fugado nuevamente.

La noche anterior había sido de juegos y desplumó a la mitad del personal. Me mostró el cuerpo del delito: los dados los había hecho de semillas de aguacate prensadas, y tenían una peculiaridad: siempre caían en los números que El Veterano apostaba.

# Los seniles

Hay una realidad, una cruel realidad: envejecemos. Nos pasan los días, los meses, los años. Las hojas del calendario caen y junto con ellas nuestra juventud desaparece. Se van perdiendo las fuerzas, nos movemos con lentitud; la piel se arruga, no toleramos leves esfuerzos físicos, olvidamos las cosas recientes y nos ocupamos más de los recuerdos. Los intereses vitales se reducen al mínimo. En fin, se avanza hacia la meta de la vida. Algunas veces se anhela la muerte; otras, nos aferramos con violencia al vivir, aunque sea malviviendo. Es el destino inexorable de todos nosotros.

Platón refiere que los antiguos sardos (nativos de la isla Cerdeña) mataban a palos a los viejos. En el África había los llamados perros sepultureros, que se alimentaban de ancianos. En los Mares del Sur los hacían subir a los cocoteros y sacudían violentamente el árbol. Únicamente si el anciano era capaz de agarrarse sin caerse, tenía derecho a seguir viviendo.

Los síntomas más arriba descritos de la vejez, en algunas ocasiones se duplican, y juntos con estos aparecen síntomas demenciales. El paciente comienza a presentar síntomas de chochez o se vuelve demente.

Los dementes seniles son el gran problema para el Director de un manicomio, y para nosotros, con los pocos medios a nuestro alcance, se hacía mayor. Los viejos dementes llegaban a nuestro sanatorio por dos vías: hijos incapaces de soportar la locura senil de sus padres, y los asilos de los ancianos.

Los primeros traían al manicomio a su padre o a su madre. Luego montaban el gran espectáculo de la mentira: lloros, demostraciones exageradas de afecto, lamentos, pero sobre todo la firme decisión de dejarlo internado. Siempre decían:

—Doctor, no lo podemos tener en casa. Últimamente está peligroso. Temo por los niños. Es capaz de matar a un nieto.

He aquí una retahíla de historietas más o menos hilvanadas sobre la base de peligrosidad del paciente y la necesidad de internarlo.

Cuando logran dejarlo, varios domingos lo visitan, llevándole «al pobre papá», comidas y golosinas. Pero antes de finalizar el mes cae el olvido completo. Jamás lo vuelven a visitar. Únicamente lo recordaban, cuando se les enviaba el telefonema o telegrama informándoles de su muerte. Entonces llegaba la solicitud del cadáver, el gran entierro con muchas lágrimas, el gran sentimiento de culpa.

La otra vía de ingreso eran los asilos de ancianos. Los viejitos agresivos, los que no duermen ni dejan dormir, tenían su ruta: Nigua, y con ella, su muerte.

No teníamos personal abundante ni adiestrado; habíamos habilitado un pequeño pabellón, que había ayudado a construir Aguacate, y allí los teníamos. Cuando mejoraban eran devueltos al asilo bajo la protesta de las buenas monjitas que tanto se empeñaban en atender a los viejos, pero quienes les temían a los dementes como al mismo Satanás.

De los cientos de demencia de viejos que pasaron por el sanatorio, solo recuerdo a dos: al viejito cubano de quien hablaré más adelante, y a un profesor retirado.

Este último, pocos meses antes había recibido un espejo de regalo de un amigo, pues su familia estaba ausente, en el extranjero, y se pasaba todo el día contemplándose en el cristal azogado. Eso es lo que los Psiquiatras llamamos *Signo del espejo*, como si buscara su identidad perdida con su demencia.

De este profesor, los informes recibidos fueron que los síntomas mentales habían comenzado a aparecer cuando dejó de trabajar. Es una realidad: envejecemos más pronto cuando menos actividad tenemos.

En la actualidad, y con los avances de la Medicina, el promedio de duración del humano es mayor y a su vez han aumentado los seniles y las demencias. Todavía no se ha descubierto ningún medicamento específico para la curación o prevención de esta enfermedad. Solo la actividad es favorable. Prueba de ello son los grandes estadistas europeos, los científicos de esta época, que sobrepasan los setenta años con una capacidad intelectual que muchos jóvenes envidiarían.

## «Los fantasmas de mi cerebro» de José María Gironella

«Una enfermera acudió a mi lado, me tomó del brazo y con extrema dulzura me acompañó al sanitario. 'Tiene usted que orinar', me dijo. Yo oriné y salí del lavabo. La enfermera entonces me llevó a un cuarto alto de techo en el que había una cama. Supuse, no sé por qué, que me desnudarían, pero no fue así. Me tendieron en la cama y vi, sobre la mesilla de noche, un aparato parecido a una radio. Acto seguido entró un practicante llevando un pedazo corto de goma en la mano. También con dulzura me pidió que abriera la boca; así lo hice y él me colocó la goma entre los dientes. 'Apriete con fuerza', me dijo. Y yo obedecí otra vez. Hecho esto me cubrieron las rodillas con una manta y me dijeron: 'No es nada, ya lo verá'. Del aparato salían dos cordones largos, al final de los cuales había como dos tapones de cuero redondos y anchos. El practicante, con suma habilidad, tomó estos tapones e inesperadamente, volviéndose hacia mí, me los aplicó a las sienes, uno en cada sien; y al instante perdí la conciencia, me hundí en un sueño abismal.

«Cuando desperté no tenía la noción del tiempo transcurrido. Más tarde supe que después de cada electrochoque tardaba unos veinte minutos en despertarme».

## Los tratamientos

Nuestro arsenal terapéutico era muy pequeño: un aparato para electrochoques que agonizaba de puro usado, Largactil y Epamin en dosis homeopáticas, laborterapia, insulinoterapia y psicoterapia.

El electrochoque es un aparato ideado por dos italianos para producir convulsiones. Un pase de corriente de 110 voltios, décimas de segundos en las sienes del paciente, produce el efecto deseado. La razón por la cual los enfermos mentales, al convulsionarse, mejoran y curan de sus quebrantos, todavía permanece en el más oscuro misterio.

Hace miles de años los egipcios dividían las enfermedades mentales en dos antagonismos de tipo diabólico: el de decir disparates, y el que convulsionaba. Ese antagonismo persiste en los manicomios. El epiléptico repudia al loco y este reciproca esa antipatía. Idéntico caso sucede en las cárceles. El ladrón desprecia al asesino y este le devuelve con la misma moneda.

Existen casos, aunque raros, de epilepsia con locura. Un gran observador y mejor Psiquiatra, el doctor Meduna, observó que cuando estos pacientes convulsionaban, mejoraba su estado mental. Utilizó medios químicos para producir las convulsiones, hasta cuando se llegó al descubrimiento del electrochoque.

Esta era nuestra arma principal en el reducido núcleo terapéutico, con pocos gastos y resultados positivos, siempre y cuando se acertara en su indicación. *La cajita negra*, como la llamaban los enfermos, funcionaba continuamente. Por economía, en vez de usar la pasta que evita las quemaduras de las sienes, usábamos agua de sal y esta destruía los electrodos. Un enfermo se encargaba continuamente de arreglarlos. Había sido talabartero, de los mejores del país, y mantenía en funcionamiento nuestro electrochoque con tiras de cueros y alguna que otra gasa. Solo había un problema: cuando él hacía crisis de agitación y sabía que íbamos a ponerle los electrochoques, rompía el aparato, y, pacientemente, los Médicos, mal que bien, nos las arreglábamos para repararlo.

Nuestra segunda gran medicina era el Largactil. Los locos la llamaban «la pastillita amarilla de lagarto». Este producto es clorpromacina, un derivado de la fenotiazina. Los franceses la descubrieron hace algunos años e hizo avanzar la terapéutica psiquiátrica en muchos años.

Con nuestro reducido presupuesto, las dosis que usábamos de Largactil eran mucho menos que las necesarias para lograr curaciones. Al principio la utilizábamos para calmar a los agitados; después ideamos solicitarla a los familiares de los pacientes, de los cuales algunos la suministraban y otros no. Otro medio era conseguir la muestra gratuitamente.

Manfred Sakel, un distinguido Médico austríaco ido a destiempo, descubrió otro medio para la terapéutica de los enfermos mentales; la insulinoterapia, es decir, la insulina del azúcar, junto con otros elementos de secreción interna. Unos Médicos canadienses, Banting y Best, descubrieron la insulina. Luego se logró hacerla sintética y se usa para regularizar el azúcar de los diabéticos. En grandes dosis provoca el coma hipoglicémico y la muerte. En una ocasión, al usarse la insulina en una enferma mental diabética, le produjo un coma del cual remitió. Los síntomas mentales de esta paciente mejoraron y dio pautas a Sakel para repetirlo, logrando la curación total de dicha enferma.

Es un tratamiento peligroso, pues el paciente es llevado a un estado comatoso. Se deja un tiempo en ese estado y después, con la inyección de suero glucosado o dándole jugos de frutas muy azucarados, se saca de ese estado.

Para este tratamiento se necesita un personal adiestrado, ya que es muy delicado y conlleva ciertos peligros, pero como es bastante económico, decidimos hacerlo en nuestro manicomio. Las tres enfermeras y practicantes fueron entrenados por nosotros, y ya al mes de práctica dominaban esta terapéutica. Todos los pacientes que no mejoraban con electrochoques eran sometidos a la insulinoterapia, y comenzamos a ver los resultados. Pacientes dados por incurables, empezaron a presentar mejoría; algunos lograban una curación completa; otros, aunque parcialmente, podían convivir con sus familiares y eran dados de alta.

Nuestra idea, además de querer la curación del enfermo, era convencer al gran público de que no todas las enfermedades mentales son incurables y que mientras más pronto se atienden, mayores posibilidades tienen de ser remediadas.

Ya en las regiones más lejanas de la República se hablaba de nuestros éxitos, aunque la idea de manicomio y trementina seguía en la mente de todos.

Incluso personas amigas me preguntaban si era cierto que en el manicomio se les aplicaba trementina a los enfermos para que muriesen. Siempre he sido muy locuaz, pero en esas ocasiones me pasaba de la raya dando explicaciones, no con el fin de liberarme de culpas inexistentes, sino con el fin de hacerles comprender nuestra posición en una Psiquiatría y en una terapéutica psiquiátrica con pocos medios económicos, pero con gran deseo de hacer las cosas como es debido.

Aparte del gran problema que acarreaba la conducta de los epilépticos en el manicomio y un mínimo de aprensión que mantenían los enfermos hacia ellos, nuestro otro problema era darles su Epamin. Este es un producto derivado de la Hidantoina y aunque no cura, frena los ataques convulsivos. Los pacientes le llamaban «La pastilla de banda blanca».

Cada vez que veía a un epiléptico caer con los ataques y hacía una crisis de belicosidad, reunía al personal y llegaba hasta a injuriarlos, a lo que ellos me contestaban:

—Pero, Doctor, es que no quiere tomarse las bandas blancas.

En esos días había ingresado al sanatorio una joven de mi pueblo, que sufría de ataques convulsivos y había hecho una crisis de estado crepuscular. Tomaba su Epamin con regularidad, y en algunas ocasiones lo acompañaba de Fenobarbital para evitar otro tipo de equivalentes. Era una paciente que cooperaba con su tratamiento, tenía conciencia de incurabilidad, pero sabía que podía ser una persona normal si llevaba su terapéutica al pie de la letra.

Le expliqué la situación y se ofreció voluntariamente a suministrarle el Epamin a todos los epilépticos del manicomio. Desde la madrugada y hasta muy entrada la noche, se la veía por todos los pabellones repartiendo, y no solo repartiendo, sino esperando que cada paciente tragara su pastilla de Epamin.

Como por arte de magia desaparecieron las crisis convulsivas del sanatorio. A los pocos meses una sirvienta fue despedida por irregularidad en el servicio. Nombré a mi epiléptica empleada del sanatorio. Nunca vio su nombramiento de miembro del servicio porque, aunque con poco sueldo, se había autonombrado enfermera, una bien merecida designación.

Simón fue el creador de un tratamiento psiquiátrico denominado terapéutica por el trabajo o laborterapia. Nosotros teníamos quinientos locos y pocos empleados. La mayoría de los enfermos pasaban el día siestando a la sombra de los árboles. Tal era el panorama. Necesitábamos brazos y, sobraban. Decidimos poner en marcha nuestro plan de tratamiento. Un sábado pasamos censo, para conocer los nombres y oficios de los pacientes, y clasificarlos. Los carpinteros irían a un remedo de carpintería donde se hacían los ataúdes. Había varias hectáreas de tierra sin cultivar y un pequeño conuco de un enfermo que se consideraba dueño absoluto de él, terreno que intentábamos utilizar, con el inconveniente de que no había nadie que se atreviera a desalojar al temerario ocupante.

El *dueño* no iba a dormir a los pabellones por temor a perder su tierra. Hizo entonces una pequeña casucha donde vivía con un niño idiota de nacionalidad haitiana, a quien consideraba su hijo, y se alimentaba de lo que producía la tierra. Ni siquiera El Bizco se atrevía a entrar en sus predios.

Lo convencí de que me vendiera su parcela, y con pocos centavos lo logré. Lo que no pude conseguir fue llevar a los enfermos a trabajar al conuco, por el temor que les infundía entrar en terreno ajeno.

Había fracasado en mi laborterapia agrícola.

El anterior Director había iniciado la construcción de un pequeño pabellón para enfermos somáticos y este se había quedado a medio construir por falta de fondos económicos. Ya pasaban de quinientos mis locos y se apretujaban más y más. Con los éxitos terapéuticos las altas aumentaban, pero también los ingresos.

Decidimos por nuestra cuenta reiniciar los trabajos del pabellón. Consulté con el Administrador y el Contador. De dinero sobrante, ni hablar, pues había menos que cero.

Pero al menos existían brazos y seleccionamos un grupo de enfermos para ponerlos a trabajar. Escogimos unos veinte. Entre estos había uno a quien llamaban «Aguacate». Era un delgado pero musculoso negro de San Lorenzo de los Mina. Antes de enfermar no había trabajado nunca; toda su juventud la pasó en centros de prostitución y era famoso bailarín. Después de la enfermedad (una esquizofrenia grave de la que nunca mejoró) se convirtió en el hombre más trabajador del mundo. Así decían los demás enfermos y era cierto. Solo había una cosa que lo trastornaba: la comida. Cuando trabajaba se le daba doble ración. Su otro problema era un venado, y siempre estaba alucinando, viendo y oyendo a este animal. En su conversación, completamente disgregada, murmuraba:

—Anoche vi al venao.

Producía sorpresa contemplarlo trabajar. La construcción del pabellón se comenzó por el pozo séptico. Una mañana temprano y antes de marcharme, ya Aguacate había cavado el equivalente a dos veces su tamaño. En poco tiempo estaba terminado. Se decidió por picar piedras, y a los pocos días Aguacate tenía más de cinco metros de altura de piedras y preguntando «si habían visto al venao». Los demás enfermos se habían retirado del trabajo y solo quedaba él. Realizaba doce horas de labor intensa con tres descansos: desayuno, almuerzo y cena.

En esos días nos visitó un alto funcionario de Salud Pública y lo llevé para que viera trabajar a Aguacate. Al marcharse me dijo que trataría lo de la construcción del pabellón. A la semana siguiente llegaron un ingeniero, un maestro de obras y algunos obreros, quienes continuarían el pabellón.

Marcharon el ingeniero y los obreros, porque insistí con el maestro de obras en usar personal del manicomio, pero con la paga de los obreros, y así se hizo.

Aguacate hacía el trabajo de diez obreros, o tal vez de más.

Trascendió fuera del ámbito manicomial la capacidad de trabajo de este enfermo, llegando a oídos de sus familiares, quienes jamás se habían preocupado por él, ni siquiera de visitarlo. Pero tenían en sus manos un pobre enfermo disgregado y con una capacidad de trabajo increíble. Se lo llevaron un domingo.

Al lunes siguiente me informaron de su alta. Sentí gran pena, y siempre lo recordaré con su cara perpleja y su preocupación por el venado.

# Pablito Mirabal

Todavía el pueblo dominicano no había salido de su estupor por la feroz carnicería desatada por Trujillo y sus esbirros contra los indefensos prisioneros de Maimón, Estero Hondo y Constanza, cuando una mañana recibí la visita de un notable jerarca del SIM. Fue en mi oficina del sanatorio. Él iba acompañado de un niño de unos doce años de edad, bajo y regordete, que tenía el pelo lacio y negro brillante, el cual le cubría las orejas y le llegaba a la nuca, y lo hacía aparecer como una niña.

El jerarca me dijo:

—Doctor, este es Pablito, el muchacho que vino con los invasores. Ellos creyeron que Trujillo era Batista y mire lo que les pasó. Hemos dejado algunos vivos de muestra. Este se salvó porque le cayó simpático a los hijos del Jefe. De lo contrario, hubiera tenido la yerba de su tamaño. Dice el General que lo trate lo mejor posible, pero que le ponga una vigilancia especial.

Luego se marchó, dejándome a solas con un niño cubano que vino a Santo Domingo a ayudarnos a libertarnos de Trujillo. En ese momento no sentí pena por él: sentí pena por mí y por todos mis compatriotas. Tenía ante mí a un niño que no había llegado a la pubertad, preso en las horribles mazmorras de la tiranía, ahora en un manicomio, sin familia, sin nadie que se atreviera a ayudarlo. Aunque fuera un enfermo mental tenía problemas políticos, que era peor que tener la peste bubónica en el medioevo.

Había venido a libertarnos, a nosotros los dominicanos, y ahora era mi prisionero o mi paciente. ¿Cómo iban a reaccionar los empleados ante un paciente con problemas políticos en la Era de Trujillo, aunque fuese un niño? No auguraba nada bueno para el pobre Pablito.

Absorto como estaba en mis pensamientos, no me había detenido a mirarlo. Cuando por primera vez lo hice, y contemplé su rostro, mi pena se hizo mayor. Grandes ojeras circundaban sus ojos. Sus labios secos los relamía para humedecerlos. Tal vez estaban secos por el miedo.

Comienzo la entrevista. Antes de preguntarle el nombre le ofrezco un vaso de agua. Me dio las gracias. En todo el día no había probado ni una gota. Me preguntó dónde estaba y por qué lo habían llevado allí.

—Este es el sanatorio psiquiátrico —le respondí.

—¿Donde traen a los locos?

Al contestarle afirmativamente, me dijo con cierta violencia:

—Si me mete en una celda, me mataré.

Me sentí molesto y le repliqué:

—Quiero que sepas ahora y en todo el tiempo que permanezcas aquí, que soy un Médico, que hay otros Médicos, empleados, enfermeras y todos, mal que bien, trabajan en una obra en común: ayudar a los enfermos. Este sanatorio no es una cárcel aunque lo parezca. Además, no sé si a ti te han traído como un enfermo o como un preso.

Rápidamente me contestó:

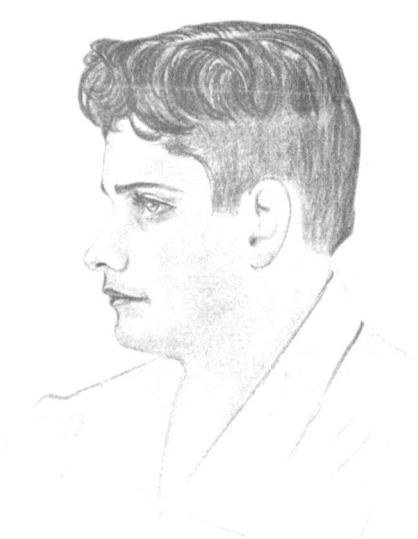

Pablito Mirabal.
Dibujo realizado por un paciente del manicomio

—Como a un loco, Doctor. De noche y de día estoy viendo visiones. Por eso es que me han traído, porque al parecer me estoy volviendo loco.

Iba a continuar hablando, y de repente enmudece. Me mira con sus ojos de compasión y de miedo.

—No te preocupes, Pablito, que aquí no te pasará nada.
—¿Es usted extranjero, Doctor?
—¿Por qué me haces esa pregunta?
—Porque es usted la primera persona que he visto sonreír en Santo Domingo.

Bruscamente penetró en mi oficina un niño retrasado y epiléptico que yo había convertido en mi secretario, y mirando a Pablito, dijo:

—Doctor, ¿dónde ponemos a esta muchacha?

Lo que durante meses había perdido, su psicología infantil, afloró con violencia en Pablito. Con coraje respondió:

—Cuando salga afuera te demostraré lo hombre que soy.

¿Cómo iba a reaccionar el personal del manicomio con el niño cubano de la invasión? ¿Le harían el vacío por miedo a la delación política? ¿Lo maltratarían en mi ausencia? ¿Qué iría a suceder?

No tuve que esperar mucho la respuesta. La llegada de los carritos Volkswagen del SIM habían puesto en movimiento a todo el sanatorio. Ya todos estaban enterados del paciente que traían. Primero los Médicos; luego el personal administrativo, los enfermeros, enfermeras, sirvientes, y hasta las cocineras, desfilaron por mi oficina. Nadie tenía miedo. Todos querían conocer a un niño que vino a libertarnos y que traían enfermo de la mente, tal vez porque no pudo resistir las torturas a que fue sometido por los psicópatas criminales de Trujillo.

Muchos años antes de mi entrada en la Dirección del manicomio, en él se habían cometido numerosos crímenes. El personal de la cárcel de Nigua allí permaneció durante unos años y siguió la misma tradición de la horrible prisión, aunque entonces fuera un manicomio. Nunca, durante mis años en la Dirección, pude obtener datos acerca de estos crímenes. Había un pacto de silencio y de miedo. Solo algunos enfermos, inconexos en su lenguaje, insinuaban detalles aislados, pero nada más. Empero, los empleados de esa época preferían permanecer mudos a siquiera insinuar alguna que otra cosa.

Fuera de esto, jamás yo hablaba de política con ningún empleado. Solo en el nivel de los Médicos se hacían comentarios y críticas contra el régimen y con los empleados administrativos, a pesar de que el administrador era un capitán retirado del Ejército Nacional. Pero era un perfecto caballero que en ningún momento asumió postura política en su trabajo.

Fue una cosa curiosa la reacción de todo el personal con Pablito. Cerca de dos horas duró el desfile por mi oficina. Le ofrecían cigarrillos y dulces. Le traían comida, y, sobre todo, lo contemplaban con admiración. Era una explosión de afecto lógica, pero atrevida. Nunca pensé que fueran capaces de hacerla. Llegó un momento en que tuve que cerrar las puertas de la oficina para que no entraran más personas.

Solicité entre los enfermeros dos voluntarios para la vigilancia de Pablito. Todos querían el cargo. Escogí a dos de los mejores. Uno de ellos, Don Eugenio, llevaba más de treinta años trabajando en los hospitales de la ciudad y más de veinte en el sanatorio. Trabajaba en el Pabellón de Mujeres y habilitamos para Pablito una habitación para él y su guardián.

Cuando me marché esa mañana del sanatorio, me acompañó hasta la puerta y lo vi sonreír por primera vez. Esa era su primera sonrisa en la patria extraña que quiso libertar del yugo de un tirano y de quien ahora era su prisionero.

Me sentí orgulloso de mi patria, de mis compatriotas y, más que todo, de mis enfermeros. Siempre hablaba mal de ellos, siempre pensaba mal de ellos, y ese día sentí un gran orgullo. Ese día no fue libre: todos se quedaron para cuidar a Pablito. Y entonces me prometí jamás volver a multarlos por irregularidades en el servicio; jamás habría cancelaciones, y que si escribía mis memorias frenocomiales, se las dedicaría también a ellos, nombre por nombre.

Es una promesa que me hice a mí mismo el día que ingresó al manicomio un niño que quiso ayudar a la libertad de nuestra tierra, y ellos, dentro de sus límites, sin temor, lo admiraron, y con devoción lo atendieron mientras permaneció en nuestro manicomio.

La vida de Pablito en el sanatorio se desenvolvía más o menos bien. A los pocos días de su ingreso desaparecieron sus alucinaciones. A medida que pasaban los días su timidez y su desconfianza desaparecían como por encanto. Pero algo quedaba: jamás hablaba de su prisión. Cuando se tocaba ese tema, rápidamente cambiaba de conversación o se marchaba con violencia. Solo me decía:

—Mi padrino está preso en La Cuarenta.

Me valía de todos los medios y artimañas para hacerlo hablar, pero no obtuve resultados.

—Mi padrino está preso en La Cuarenta con los dominicanos que quedaron vivos —repetía—. Nada más.

Como reguero de pólvora se entera la ciudad de la permanencia de Pablito en el sanatorio, y los domingos se llena de visitantes. Todos van a verlo. La idea de manicomio y circo había desaparecido. Pero ahora era yo quien estimulaba las visitas. No iban a ver a mis locos y a burlarse de ellos: iban a ver al niño que había desafiado la cólera del tirano, y ese era el tributo, pequeño, pero meritorio. Se había perdido el miedo de treinta años de horrenda tiranía, e iban a rendir homenaje a un pequeño héroe.

Un lunes me informó el mayordomo que el domingo había ido al manicomio una gran cantidad de militares. Ellos también quisieron ver a Pablito, y conversaron largamente con él.

Llamé a Pablito y le pregunté el tema de la conversación de los militares. Me dijo que eran soldados que habían peleado en la zona de Constanza. Todos alegaban haberlo hecho prisionero, pero la realidad era otra: el grupo de Gómez Ochoa se había entregado a un sacerdote.

Sentí temor por estas visitas y comencé de nuevo a ir al sanatorio los domingos, para evitar que cualquier indiscreción se convirtiera en problema político y pudiera perjudicar al niño.

La realidad era otra: no solo los civiles iban a admirarlo, sino también los militares. Todos le llevaban algún regalo y lo colmaban de lisonjas. Él se sentía feliz, muy feliz. Esa tarde lo saqué del sanatorio para darle un paseo en automóvil por la carretera del Cibao. Ya no puede más y se desborda. Sabía que yo era su amigo y no le podía hacer ningún daño. Con lágrimas en los ojos me contó cómo presenció la tortura de un compañero y después su muerte. Más tarde lo torturaron con violencia para exigirle el secreto de esa muerte. Le dijeron:

—Si dices media palabra, mataremos a tu padrino Gómez Ochoa.

Lo llevaron a una celda solitaria, y allí permaneció durante varios días. Luego, cuando comenzó a alucinar, lo trasladaron al manicomio. Era la mente de un pobre niño destruida por la maldad.

Los meses de vida en el sanatorio, sin ningún bienestar material, pero con el afecto de todos y cada uno de los miembros del personal, hacen el milagro y lo devuelven a la vida. La presión internacional obliga a Trujillo a devolverle su libertad.

No pude despedirme de él. Sus últimos días en la República Dominicana los pasó en un hotel de la capital. Un día antes de marcharse, se encuentra con un empleado del sanatorio y me envía una pequeña epístola, donde decía: *Jamás los olvidaré.*

La letra es ininteligible, como la de un niño que está aprendiendo a leer y a escribir. Y esa era la pura verdad. A su ingreso en el manicomio era analfabeto y todos tratamos de enseñarle, con resultados mediocres. No creo que la culpa fuera del discípulo sino de nosotros los maestros.

# La paraplejía histérica

En un rincón del Pabellón Número Uno, para hombres, un paciente oriundo del Sur del país permanecía continuamente en su cama. Nunca había presentado algún síntoma mental. Lo remitieron al hospital de San Cristóbal con una parálisis de ambas piernas por sospechar que era un impostor. Además, como había escasez de camas en dicho hospital, decidieron enviarlo al manicomio.

Llevaba varios años de internamiento, y desde la cama se había convertido en el líder de la sala. Hacía callar a los enfermos que durante la noche no dejaban dormir a los compañeros; los obligaba a bañarse e informaba todas las mañanas acerca del comportamiento de los pacientes de su pabellón.

Cuando llegué a la Dirección, tampoco le di importancia. Locuaz, amable, en nuestras visitas al pabellón jamás nos insinuó la idea de alguna ayuda terapéutica. Era feliz vegetando en la cama de un pabellón de un manicomio, sin ser un verdadero paciente. Había aceptado su parálisis con resignación.

En una ocasión ingresó al manicomio un enfermo procedente de la región del sur, por casualidad de la misma aldea de nuestro paralítico. Inmediatamente pidió ser trasladado a otro pabellón, siendo ese el mejor, a excepción de la clínica. Los enfermeros trataron de indagar el porqué de esta postura, y no se obtuvo ningún resultado hasta la llegada de los familiares del otro enfermo.

Hacía alrededor de seis años, por problemas de tierras, sucedió un hecho sangriento en el cual habían perdido la vida varias personas. El autor de esas muertes había sido nuestro paralítico. Únicamente recibió una herida de puñal en un costado, herida esta que no tenía ninguna relación con la parálisis. Pero había algo más profundo, algo que sí tenía relación con su estado: los familiares de los muertos se habían conjurado para matarlo, como quiera y dondequiera. Frente a esta postura, su refugio había sido el manicomio, y, especialmente, su paraplejía.

Iniciamos entonces el tratamiento. La falta de uso de sus piernas le había producido una atrofia muscular. No se atrevía a negarse al tratamiento, pero tampoco fue un gran colaborador. Nos decidimos por una Psicoterapia Armada. Es decir, a producirle molestias desagradables al paciente. Sentía pena al producírsela, pero había que ayudar a este pobre hombre que se empeñaba en permanecer toda la vida paralítico y no se enfrentaba a una situación en la que podía peligrar su vida.

Todos los días, mañana y tarde, era sometido a corrientes de bajo voltaje en todas partes del cuerpo. Al tercer día ya podía mantenerse en pie. A la semana siguiente comenzó a caminar. Había otros medios de lograr su curación; pero a nuestro alcance este era el único. Seguimos con la corriente. A las dos semanas ya estaba completamente curado.

Las enfermeras comenzaron el tratamiento rudimentario de fisioterapia. Cuando la mejoría ya era total, se presentó una mañana en la oficina y me dijo:

—Y ahora, ¿qué? Me voy al Sur a que me maten. Por eso no quería estar sano. Usted sabe toda la historia, y sin embargo se empeñó en ponerme bien. ¿Y para qué? Ahora camino, pero voy a morir. Usted será el culpable de mi muerte.

Realmente nunca me había sentido tan compungido como hasta ese momento, después de un éxito terapéutico. Me encontraba frente a un hombre que me recriminaba el haberlo curado. No encontraba una respuesta que darle. Vacilé un momento, y sin pensar, le dije:

—Mire, hombre. Si lo buscan en el Sur, váyase a vivir al Este o al Cibao. Y si lo encuentran, pelee. Pero no hay razón para que se quede la vida entera en una cama por su miedo.

# Los esclavos simuladores

Había en la República Dominicana dos lugares malditos: las colonias arroceras de Nagua y El Sisal de Azua. Los dominicanos eran llevados allí como esclavos y se les ponía a trabajar de sol a sol. Como remuneración se les daba una miserable comida. Al que intentaba huir se le aplicaba la ley de fuga, y si lo agarraban vivo, era ahorcado. Ese era un mundo del medioevo vivido en pleno siglo veinte en nuestra patria. Era un secreto a *sotto voce* que corría de oído a oído. No me había enterado de esto hasta mi ingreso en la dirección del manicomio.

Una mañana me trajeron a dos jóvenes esposados que venían de El Sisal de Azua. Su aspecto físico y moral era desolador. Venían acompañados de una pareja de militares.

Después de los trámites de internamiento, fueron llevados a mi presencia y comencé a interrogarlos. De rostros perplejos, no respondían a mis preguntas y estaban desorientados. Mi diagnóstico fue de Síndrome de Ganser o Locura Carcelaria. Indagué si venían como presidiarios al manicomio, y la respuesta fue negativa. No fueron llevados a celdas, y se les hizo un solo tratamiento de electrochoques. Al otro día habían desaparecido los síntomas mentales.

Este síndrome se llama así por ser el doctor Sigbert Ganser, un Psiquiatra francés, el primero en descubrirlo. Aparece en las cárceles y en algunos centros donde las personas están sometidas a grandes tensiones. Es generalmente una forma de simular una enfermedad mental inconsciente. Es decir, el paciente no se da cuenta de que él mismo la provoca con el fin de obtener algún beneficio, y, en este caso, su libertad.

Al otro día volví a entrevistar a los jóvenes. Me refirieron que eran buenos amigos, y que en una ocasión en que conversaban en una esquina cercana a su casa fueron detenidos y llevados en camiones a Azua. Ahí comenzó su calvario. Fueron llevados a El Sisal. Se les ponía una camisa roja para reconocerlos. El trabajo duraba desde temprano por la mañana hasta la puesta del sol. Estaban tostados por ese ardiente sol del sur del país. La comida era horrible y pasaban horas sin ingerir una gota de agua. Casi a diario veían cadáveres colgados de los árboles: eran los que habían intentado huir. Solo había una forma de escapar: hacerse el loco. Era algo difícil, pues la teoría en El Sisal era que para ser orate, «había que comerse su caca». También tenían que pasar «la prueba de la bayoneta», la cual consistía en ponerle una bayoneta en el vientre y empujarla sin producir herida, «para ver si esa *mierda* es un loco o se está haciendo». Esa era la expresión.

Uno de los amigos comenzó a presentar alucinaciones visuales al mediodía. Veía fantasmas en vez de árboles de sisal. El compañero aprovechó esto para simular los mismos síntomas. Esa noche comenzó a comerse sus excretas. Recuerda vagamente la prueba de la bayoneta y después no recuerda nada más, ni siquiera el tiempo transcurrido. Habían perdido la noción de tiempo y espacio.

Solo llevaban dos días en el manicomio, y reaccionaban favorablemente.

Meses después trajeron a cuatro pacientes. Estos venían de Nagua. Ahí era todo lo contrario con respecto al clima. En vez del seco, desértico, de Azua, era agua por todos lados, sanguijuelas y mosquitos, y con ellos, el paludismo.

Los métodos eran idénticos. La fuga se castigaba con la muerte. El trabajo era de sol a sol, sin sueldo y con una miserable comida.

La única vía de escape era simular locura. Comer sus excrementos, la prueba de la bayoneta y alguna que otra cosa peor.

El manicomio era la tabla de salvación. Había que llegar por todos los medios ahí para conseguir la libertad.

Pasaron los meses y aumentaban los pacientes de El Sisal y de Nagua. Se había corrido la voz entre ellos. Si llegaban a Nigua, estaban salvados. Muchos murieron en su intento.

Todos los que llegaron fueron internados dos días. Se les trataba con electrochoque, buena comida y libertad.

## Los disimuladores

Así como hay sanos que de una manera consciente o inconsciente simulan enfermedades mentales, también hay enfermos que tratan de disimular su enfermedad.

En Psiquiatría usamos un término: «Conciencia de enfermedad», cosa que no tienen la mayoría de los enfermos internos. Algunos comienzan a presentar sus delirios, sus pensamientos ilógicos, y la familia los trata de persuadir de su error. Llega el momento de las vivencias anormales del enfermo, en que este no refiere sus síntomas para evitar roces familiares, y también su internamiento manicomial.

Puedo reírme de chistes de locos, pero nunca me he reído de sus ideas delirantes. La mayoría de los chistes los inventan los cuerdos. Hay algo que sí me produce hilaridad, y es la mímica del familiar del enfermo mental que uno examina y que trata de disimular los síntomas. No solamente me produce hilaridad, sino también agresividad, porque comprendo que en la maraña de ideas delirantes y alucinaciones del enfermo existe un familiar sin comprensión. La mayor parte de las veces no la tiene por ignorancia, y otras da la impresión de estar más enfermo que el propio enfermo. En mi consulta privada siempre los veo por separado: primero al familiar y luego al enfermo. Pero en nuestro manicomio el enfermo entraba con uno, dos y hasta tres familiares. Estos se ubicaban exactamente detrás del paciente, y a cada pregunta de la entrevista, con una respuesta negativa del disimulador de su enfermedad, hacían una descarga de muecas, con guiños de ojos y la clásica espiral en el oído con el índice, indicando su estado mental.

Había que darles explicaciones a los familiares y era necesario examinar al ingresado. Las dos cosas se hacían al mismo tiempo, y era casi totalmente imposible realizarlas.

Optamos por recibir al enfermo sin examen, conversar con sus familiares acerca del estado mental y hacer las entrevistas al día siguiente.

Esta práctica dio mejores resultados.

## Bombín, el herbolario

A los pocos días de llegar, trabajaba en la oficina cuando oí una perorata que me impedía seguir laborando. Salí y vi por primera vez a Bombín. Lucía un traje lleno de medallas y un rimbombante sombrero hecho de ramas secas. Su historia clínica decía que había ejercido con éxito brillante su profesión de curandero herbolario en los alrededores de San Cristóbal, y, para ser más exactos, en Cambelén, durante muchos años. No era un explotador sino un personaje muy querido en la región. Algo hizo que provocó la cólera del Tirano y fue encarcelado por ejercer ilegalmente la medicina. En la cárcel hizo un cuadro psicótico, al parecer orgánico. Fue internado en el manicomio, donde llevaba muchos años con altas de corta duración, más que por su problema mental por problemas de tipo político, pues en varias ocasiones intentó detener el automóvil del Tirano en sus habituales viajes a su ciudad natal.

Mantenía siempre un estado de excitación y era un incansable y extravagante conversador. Los enfermeros me hablaron de sus conocimientos de Botánica, y cada vez que giraba una visita por la pequeña floresta que circundaba el sanatorio, mi compañero era Bombín.

Cogía ramas de los árboles de mi alrededor y le preguntaba su nombre. Rápidamente lo ofrecía, además de sus cualidades terapéuticas. En sus buenos tiempos cobraba la consulta a veinticinco centavos. Hacía un buen dinero mensual y ofrecía muchas consultas gratuitamente. Siempre fue manirroto, había procreado una larga familia que atravesaba una difícil situación económica, y él señalaba como culpable de esa situación económica paupérrima, al «roba-vacas», término que usaba para designar a Trujillo.

Una cosa muy curiosa poseía Bombín y por eso se consideraba un predestinado: tenía doble hilera de dientes. No sé cómo los dentistas llaman a esto, pero él, al estrechar la diestra de alguien que llegara, le enseñaba los dientes y los hacía crujir.

Su principal queja eran las nuevas medicinas. Decía:

—Los Médicos de antes, que eran los buenos, formulaban igual que yo y aparte de eso no conocían las yerbas como yo, ni cobraban tan poco como yo. Y ahora, ¿qué? Antonio Zaglul, Juan Read Encarnación, Enrique Álvarez Granada, Apolinar de los Santos y los estudiantes, dan patentizados y choques, y una medicina de lagarto. (Se refería al Largactil, un derivado de la clorpromazina que se usa para el tratamiento de los enfermos mentales).

En una ocasión, y durante mis recorridos con Bombín, vimos caer a un enfermo con un ataque epiléptico. Lo recogimos y fue llevado a su cama. Seguimos nuestro itinerario y comenzamos a hablar de la terapéutica de la epilepsia.

—La gota sí que es difícil de curar —me dijo—. He usado todas las clases de hierbas y ninguna me ha dado resultado. Esa es la enfermedad más misteriosa que en el ejercicio de mi profesión he encontrado. Es más, yo cobraba cincuenta centavos por los gotosos en vez de la peseta que cobraba por otra clase de enfermedad. Además, *Zaglú*, aunque usted no lo crea, yo tengo mis libritos, y en *El Médico de la familia*, La gota es otra cosa.

Le pregunté el porqué del término «gota», aplicado en la República Dominicana a la epilepsia. No supo contestarme. Pero dijo:

—Yo no sé si se pega (contagia) o no.

—En fin, Bombín, ¿y cómo resolvías tú el problema?

—Hombre, Doctor, ¿cree usted que soy algún ignorante? Les daba Epamin, tres veces al día, con una tisana de hoja de guanábana, y si se me ponía loco de La gota, le daba entonces Luminal.

# Antonio, el necrofílico

Una tarde llegó a mi consultorio privado un distinguido tisiólogo del país, en esa época Director del sanatorio de tuberculosos, y me planteó el siguiente problema: habían sorprendido, in fraganti, un empleado de dicho sanatorio haciendo vida sexual con una muerta en la morgue de ese establecimiento. Se había presentado la querella a solicitud de un gran número de enfermos, muchos de los cuales habían presenciado el horrendo espectáculo.

De nuestra entrevista surgió la idea de internarlo en el manicomio, con el fin de comprobar si era o no un enfermo mental, y en segundo lugar, tratar de salvarle la vida pues en la época de la dictadura, un delito de esa naturaleza, aunque no había pena de muerte, era susceptible de castigarse aplicándole al culpable la ley de fuga o este «desaparecía», cosa que sucedía con bastante frecuencia.

Nos dirigimos al cuartel de la policía y solicitamos una entrevista con Antonio. Este era un hombre que frisaba en los treinta años, blanco y pequeñuelo. En su rostro se reflejaba un miedo espantoso. Solicitamos al oficial de turno la entrega del reo, con fines de investigación psiquiátrica. Por suerte para él, pudo ir esa noche al sanatorio, ya que nos había confesado el oficial de policía que su suerte estaba echada.

Esa noche, después de dejarlo internado en el manicomio, me dirigí al sanatorio e interrogué a los enfermos y empleados acerca del caso. No había la menor duda. Cada vez que moría una tuberculosa, él, en su calidad de empleado, podía llegar a la morgue y lo hacía con el pretexto de «llevarle unas velas para no dejar a la muerta en tinieblas», costumbre muy arraigada en nuestro país. Era tanto el interés que mostraba, que los enfermos comenzaron a sospechar, hasta cuando fue descubierto.

La necrofilia es una curiosa y muy rara aberración sexual, que obedece a distintos motivos de tipo psicológico. Nunca, en dos años de internamiento, pudimos sacar una sola palabra sobre el hecho a Antonio. Todo lo culpable que pudo haber sido y si ameritaba largos años de cárcel e incluso la muerte, quedó purificado con su muerte que relataré en el próximo capítulo.

# La muerte llega al manicomio

Una mañana lluviosa, a mi llegada al sanatorio, me informa el estudiante de servicio que la noche anterior había ingresado un paciente en estado delirioso febril, y que había considerado no internarlo por parecerle un caso de enfermedad infecciosa, con síntomas mentales, pero que dado lo avanzada de la noche había dispuesto dejarlo hasta mi llegada, a fin de ver qué se decidía.

Los problemas de medicina somática los resolvía en la medida de sus medios, nuestro Médico clínico, y en caso de problemas quirúrgicos o problemas más graves, enviábamos a los enfermos, siempre y cuando no estuviesen agitados, al hospital de San Cristóbal. Fuimos los tres Médicos a ver y a examinar al paciente. Estaba en estado semicomatoso, con fiebre altísima. Por momentos salía de ese estado y comenzaba a delirar. En cortos instantes intentaba agredir, por lo que consideramos que aunque fuera un enfermo físico, debía permanecer en el establecimiento.

Nuestro problema era que no había disponible ningún pabellón de aislamiento para los infecciosos. Preparamos una pequeña habitación para él, y Antonio, el Necrofílico, voluntariamente se hizo cargo del cuidado del enfermo.

Se enviaron muestras de sangre, heces y orina, al Laboratorio Nacional para fines de análisis. A los pocos días llegó un informe, y no del Laboratorio, sino de la Secretaría de Estado de Salud. Decía: «Hay un caso de tifoidea en el Psiquiátrico».

Fue como si me hubieran apaleado. Me reuní con los Médicos y el personal administrativo, y les planteé la grave situación. Ese paciente contagioso había estado en contacto con los demás enfermos de su pabellón, se evacuaba en la cama, comía y bebía en los mismos platos y vasos de los compañeros.

El «Viejito Rumbero» estaba en crisis, y cuando las hacía practicaba la geofagia y la coprofagia, es decir, comía tierra y heces. Este era un viejito de más de un siglo, enviado del hospicio de ancianos, porque no podían tenerlo a causa de esas crisis. Estas eran cortas y luego se recobraba totalmente. Los pacientes le llamaban «El Rumbero», porque vivió en Cuba durante la Guerra de Independencia y había peleado a las órdenes de Máximo Gómez y de Marcos del Rosario. Después de la guerra se instaló en Santiago de Cuba, donde trabajó en sitios de mal vivir. Terminó en el tráfico de drogas, y por su mala conducta fue deportado e incluso perdió la pensión que le pasaba el Gobierno de Cuba. Ejerció la mendicidad durante años y luego fue internado en el asilo de ancianos. Las pobres monjitas no podían resistir sus procacidades en las crisis, y se encontraba en el manicomio desde hacía un par de años, más o menos acomodado, aparte de sus brotes psicóticos de corta duración.

Ahora «El Rumbero» estaba mal y había comido las heces de su vecino de cama. Era necesario ponerlo en observación, cosa muy difícil por su estado mental, pero Antonio, con una abnegación que rayaba en la santidad, aceptó complacido el cuidarlo.

Al otro día «El Rumbero» tenía fiebre de cuarenta grados, y había mejorado en su estado mental.

—Me llegó la hora, Doctor —me decía—. Pero estoy requetepagado. Este cuerpecito mío se ha dado gusto, pero mi alma se va achicharrar en el infierno. Si tiene un tiempecito, dese una vuelta por donde las monjitas y dígales que me perdonen y recen por mí.

Verano. Moscas inmundas por millones. Suciedad. Tifoidea por doquier. Todos los días se reportaban tres o cuatro casos. Ya el mensajero de la infección había muerto. El viejo rumbero, también. No alcanzaba el dinero para madera y al carpintero le faltaban brazos para hacer ataúdes. Cuarenta y tantos enfermos, y habíamos habilitado un pabellón para ellos. Antonio se multiplicaba. El manicomio presentaba un aspecto desolador. Yo llegaba tarde en la mañana, pues pasaba las horas haciendo antesala para ver al Secretario de Salud. Al fin decidieron ayudarnos. Brigadas de dedetización, vacunación y clorafenicol.

Va cediendo la epidemia. Han muerto más de treinta locos. Sin embargo, hay alegría porque llevamos una semana sin un caso nuevo.

Esa mañana, cuando pasaba visita, noté la ausencia de Antonio. Pregunté por él y me informaron que había ido a acostarse porque se encontraba cansado, por las noches pasadas sin dormir.

Al otro día me dijeron que Antonio tenía fiebre. Fui a verlo. Ya no era aquella persona que contemplé en el cuartel de la policía, asustado por un sentimiento de culpa. Tenía un aspecto sosegado y sereno, como alguien que se siente con la seguridad de haber cumplido con un deber. Conversamos de su enfermedad. Me contó cómo Bienvenido había muerto. Le sorprendió lo hablador que se hizo antes de morir, entremezclando el español y el inglés.

—En ningún momento perdió el apetito, Doctor —dijo Antonio.

Creo que eso le costó la vida a Bienvenido, pues se levantaba a robarle la comida a los otros.

Teníamos que salvarle la vida a Antonio, y a pesar de que había abundancia de medicinas, se hizo una colecta dentro del personal, con la finalidad de mantenerlo en dieta especial y regalarle algún dinero.

Sin embargo, cuando arribó a la convalecencia, se presentó una complicación: perforación intestinal. Antes de la madrugada Antonio había muerto.

Por disciplina hospitalaria había prohibido la asistencia de cualesquiera personas en calidad de acompañantes al entierro de los muertos de nuestro sanatorio. Ese día se violó la ley. La mayor parte del personal, encabezado por mí, y muchos de los locos curados de tifoidea por la abnegación de Antonio, lo acompañamos a su última morada.

Todos estábamos tristes.

# Nos vamos

Nunca olvidaré ese día. Después de grandes luchas, se había construido un sanatorio psiquiátrico modelo. Costó mucho dinero. Trujillo ordenó su construcción, pero no por comprensión del enfermo, sino para satisfacer su megalomanía. Alguien me dijo algo peor: había hecho el nuevo manicomio para alejar a los locos de su hacienda «Las Marías».

Era lo que siempre habíamos soñado. Todo estaba previsto en esa enorme planta física: mayor cantidad de tierra, departamento de consultas, medicina física, departamento de agudos, crónicos, pabellones de niños retrasados, colonias para laborterapia, en fin, todo con lo que sueña un Psiquiatra para sus enfermos.

Nuestra alegría se derritió como el hielo cuando nos avisaron de las altas esferas que «sería dividido el sanatorio en dos: una parte para los locos y la otra para los tuberculosos». El cinismo del déspota llegaba al máximo cuando se hacían ambas inauguraciones. La prensa dijo exactamente lo mismo, elogiando tal medida, en las aperturas de los establecimientos Tuberculoso y Psiquiátrico.

De todos modos, nada importaba. Nos íbamos de Nigua y ese era nuestro deseo.

No importaba la hermosa luna sino el bienestar de nuestros locos. Nunca olvido la fecha. Fue el 1 de agosto de 1959.

Ya no eran 500, sino 700 mis locos. Pedimos ayuda a la Policía Nacional para su traslado, pero con ciertas condiciones: que los agentes no llevaran ni macanas ni revólveres. No aceptaron los jefes, y cuando los militares llegaron, los convencí de que usaran sus armas sin cápsulas. Siempre he sido pacifista.

Conseguimos «catareyes» (camiones del Ingenio Catarey) y guaguas, y comenzó nuestro traslado.

Lloros, sobrecargas de recuerdos, no solamente de los enfermos, sino también del personal.

Perdí la cuenta de los viajes que hice ese día desde Nigua al kilómetro 28.

Al caer la noche llevamos al grupo de enfermos peligrosos, y todo sucedió sin novedades. Cuando llegamos a nuestra nueva casa se suspendió accidentalmente el fluido eléctrico. Se compraron velas, las cuales fueron colocadas a todo el largo de un pasillo inmenso. Los enfermos se apretujaron en torno a las débiles luces. Era un espectáculo impresionante que nunca olvidaré.

Despaché a los policías y camioneros, y nos quedamos en familia.

Empezaron las bromas acerca del nuevo sanatorio.

No recuerdo cuál de los locos decía en la oscuridad:

—Si nos falta la luz del juicio, al menos que nos den la eléctrica.

# Final

Pasan algunos meses. Ya comienzan mis locos a adaptarse a una nueva vida. Se quejan de sus vecinos, los pobres tuberculosos, pero es igual. En mi lucha por la supervivencia en Nigua, perdían mis locos de sus vecinos los leprosos, y ahora pierden de los tísicos.

La situación política se empeora. Los Médicos que dirigen a Salud Pública se olvidan del Juramento de Hipócrates y hacen más política que medicina.

Una mañana aparece en mi oficina un grupo de Médicos, si es que pueden llamarse así. Me notifican que he sido destituido de mi cargo.

Tengo que marcharme sin despedirme de mis locos. Hubiera querido darle un abrazo a cada uno.

Los 28 kilómetros de distancia son siglos de recuerdos. Antonio, Bienvenido, Providencia, La Maeña, todos pasan por mis evocaciones, así como los muertos de tifoidea. En fin, a mis quinientos locos no los olvido.

Asesinan al doctor Tejada, a las hermanas Mirabal y a muchos otros. Ya el clima criollo no se puede respirar, y marcho hacia el exterior, a Puerto Rico y a mi ruta de siempre: al Manicomio Insular de Río Piedras. Trabajo con locos puertorriqueños, pero siempre añorando a mis 500 locos.

Después de la muerte de Trujillo, vuelvo a mi patria. Ahora doy clases, los sábados, a los estudiantes de Medicina.

En el manicomio hay caras nuevas de Psiquiatras y de enfermos.

Cuando tengo nostalgia, busco las fichas de mis antiguos locos para rumiar recuerdos. Hay una parte de mi juventud enterrada en aquellos años.

Mis quinientos locos son también un fragmento de mi propia vida.

# Contenido

| | |
|---|---|
| Motivación | 5 |
| La llegada | 7 |
| Recordando al Padre Billini | 9 |
| Trementina, clerén y bongó | 12 |
| Fiesta dominical | 17 |
| Historia de los manicomios | 20 |
| Los enfermeros | 25 |
| Un extraño cargamento | 27 |
| Los mellizos se encuentran | 29 |
| El padre Wheaton | 33 |
| El día que los locos callaron | 36 |
| La Psiquiatría evoluciona | 38 |
| La mente y sus enfermedades | 45 |
| El mundo de los psicópatas | 49 |
| Las neurosis | 52 |
| Las psicosis | 54 |
| El mundo misterioso de los esquizofrénicos | 57 |
| Autobiografía de una esquizofrénica | 59 |
| Plinio | 61 |
| El corredor | 63 |

| | |
|---|---|
| El liniero que lo sabía todo | 66 |
| El maestro | 71 |
| El loco que nunca reía | 73 |
| El venezolano | 80 |
| La locura maníaco-depresiva | 94 |
| La tristeza invade el manicomio | 96 |
| Una apuesta macabra | 98 |
| Los maníacos | 102 |
| Epilepsia | 108 |
| «La gota», palabra maldita | 110 |
| Más ladrón que loco | 116 |
| El amigo Bernardo | 121 |
| El veterano | 124 |
| Los seniles | 127 |
| «Los fantasmas de mi cerebro» de José María Gironella | 130 |
| Los tratamientos | 131 |
| Pablito Mirabal | 138 |
| La paraplejía histérica | 145 |
| Los esclavos simuladores | 148 |
| Los disimuladores | 151 |
| Bombín, el herbolario | 153 |
| Antonio, el necrofílico | 156 |
| La muerte llega al manicomio | 158 |
| Nos vamos | 162 |
| Final | 164 |

Antonio Zaglul. Médico Psiquiatra con especialidad en España. Nació en San Pedro de Macorís el 2 de abril de 1920 de padres libaneses. En los años finales de la década del cincuenta dirigió el hospital psiquiátrico Padre Billini, entonces localizado en Nigua y escenario de lo aquí narrado. En su administración ese hospital se trasladó al kilómetro 28 de la carretera Duarte donde todavía hoy está localizado.

En el año 1960 se fue a vivir a Puerto Rico y allí continuó ejerciendo la psiquiatría. Al retornar al país se dedicó a la práctica privada y a la enseñanza en la Universidad Autónoma de Santo Domingo llegando a ser Profesor Meritísimo.

En 1966 publicó, con el sugestivo título de *Mis 500 locos*, un libro con sus Memorias como director del hospital psiquiátrico Padre Billini. Desde entonces este libro, que ha sido leído con avidez, forma parte de la literatura clásica dominicana. Zaglul ha sido un escritor prolífero no solo de libros sino de artículos de prensa que están diseminados en los periódicos más importantes del país.

En el año 1985 se inició en el mundo diplomático al ser nombrado embajador en España y luego en la Santa Sede.

Murió el 3 de junio de 1996 en la ciudad de Santo Domingo tras combatir un cáncer de estómago por más de veinte años.

Made in United States
Cleveland, OH
03 February 2026